Éloge à
REJOINDRE LA LUNE

Doux, accessible, écrit directement pour toucher le cœur des jeunes filles,

Ce livre initie nos filles à la magie et au mystère de la Féminité, également aux réalités biologiques, aux informations pratiques nécessaires pour poser les fondations d'une relation saine et durable avec leur cycle. Une lecture essentielle pour toutes nos filles !

Melia Keeton-Digby, auteur de *The Heroines Club*, créatrice de The Mother-Daughter Nest

Un livre magnifique, perspicace, que chaque fille devrait serrer contre son cœur. Je le recommande à toutes les mères dont les filles sont sur le point de vivre leur transition féminine.

Wendy Cook, fondatrice de Mighty Girl Art

*J'ai **un amour absolu** pour ce livre, c'est un trésor. Il communique réellement aux jeunes filles, comment honorer leur temps de lune, et c'est exprimé d'une façon si tendre.*

Donna Virgilio, 12radio.com

Lucy, ce que tu fais est un grand service pour les femmes. Merci d'accroître cette conscience. Je vois que nos futurs seront ancrés dans les tentes rouges pour les prochaines décennies parce que nous avons co-créé un monde où les femmes s'honorent elles-mêmes. Pour nos filles, nos mères, merci.

ALisa Starkweather, fondatrice du mouvement Red Tent Temple

Un message d'émerveillement, d'autonomisation, la magie et la beauté dans le secret partagé de notre féminité… Écrit pour encourager les filles à embrasser leur transition en Féminité d'une façon documentée, encourageante et aimante.

The LovingParent.com

Les menstruations sont un magnifique et puissant rite de passage qui devrait ajouter un point d'exclamation à l'identité des filles. Rejoindre la lune est un livre qui en donne les bienfaits. Un livre à partager entre mère et fille pour honorer ce que cela signifie d'être une fille puissante et créative qui s'épanouit en une jeune femme créative. Ce livre est rempli de joyaux de sagesses simples à comprendre. Il élève et honore les filles, il initie les Ménarches comme un temps spécial dans leur vie. Je remercie Lucy Pearce d'avoir écrit ce livre qui est beau, doux, sage et soutenant. Un trésor de livre que j'ai donné à mes propres filles en célébration de leur potentiel créatif.

Becky Jaine, mère, écrivain, activiste joyeuse et créative sur Joyfuel.org

REJOINDRE
la
LUNE

Titre original : Reaching for the Moon
© Lucy H. Pearce 2013, 2015

Première édition 2013
Seconde édition 2015

Rejoindre la Lune, 2016
Texte français, Zoé Genet Berthoud

Cover art © Lucy Pearce
Illustration : Lucent Word

Les longues citations sont reproduites avec l'expresse autorisation de leurs auteurs.

L'auteure n'est pas une praticienne de santé entraînée. Les informations données dans ce texte ne devraient pas être prises comme automédication ou conseil contraceptif ou ordonnance. Aucune action ne devrait être prise en se basant uniquement sur le contenu de ce texte. Les lectrices devraient consulter un professionnel de la santé approprié pour toute question relative à leur santé et leur bien-être.

Édition française publiée par Womancraft Publishing, 2016

www.womancraftpublishing.com

ISBN 978-1-910559-314 (édition française poche)
ISBN 978-1-910559-321 (édition française ebook)

REJOINDRE
la
LUNE

Lucy H. Pearce

Texte français, Zoé Genet Berthoud

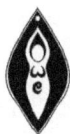

WOMANCRAFT PUBLISHING

Autres livres de la même auteure

Moon Time : harness the ever-changing energy of your menstrual cycle

The Rainbow Way : cultivating creativity in the midst of motherhood

Moods of Motherhood : the inner journey of mothering

Burning Woman

Contributeur d'anthologie

Earth Pathways Diary 2011–16

Musing on Mothering mothersmilkbooks.com (2012)

Tiny Buddha's Guide to Loving Yourself Hay House (2013)

Roots: Where Food Comes From and Where It Takes Us : A Blogher Anthology (2013)

If Women Rose Rooted Sharon Blackie (2016)

She Rises: Vol. 2 Mago Books (2016)

Aussi chez Womancraft Publishing

The Heart of the Labyrinth – Nicole Schwab

Moods of Motherhood: the inner journey of mothering – Lucy H. Pearce

Moon Time: harness the ever-changing energy of your menstrual cycle – Lucy H. Pearce

The Other Side of the River – Eila Kundrie Carrico

The Heroines Club – Melia Keeton-Digby

Burning Woman – Lucy H. Pearce

Liberating Motherhood – Vanessa Olorenshaw

Moon Dreams 2017 Diary – Starr Meneely

À toutes nos précieuses filles
Sachez que vous êtes aimées plus profondément que
vous ne pouvez l'imaginer.

OOO

À son premier saignement la femme rencontre
son pouvoir.
Pendant ses années de sang, elle l'exerce.
À la ménopause, elle le devient.
Proverbe traditionnel amérindien

CONTENU

INTRODUCTION

Très chère fille,

Ce livre est écrit pour toi, puisque tu atteins la lune, et commence à changer de fille à femme.

Il contient les mots que les femmes plus âgées, qui t'aiment tant, veulent te transmettre. Des mots juste pour les filles.

Dans d'autres cultures, en d'autres temps, les filles qui entraient en Féminité étaient accueillies par leur clan. Il leur était dévoilé des secrets de femmes, elles étaient testées pour leur force et leur courage. Elles étaient bénies et célébrées.

Ce livre est notre point de départ. Une manière de célébrer ta transition et de partager nos secrets de femmes avec toi. J'espère que tu trouveras parmi les filles et femmes, les garçons et les hommes que tu aimes et à qui tu te confies, un cercle de gens pour te célébrer et te soutenir dans ta croissance et ton évolution.

Chaque fille qui lira ceci aura différents niveaux de connaissances et de compréhension. Chaque corps de jeune fille sera à un stade différent. C'est juste ce qui doit être. Tu pourrais savoir déjà beaucoup de ce que contient ce livre. Ou peut-être que tout est nouveau pour toi et que tu pourrais ne pas être prête à tout entendre maintenant. C'est parfait. Prends ce qui est bon pour toi maintenant. Puis réfléchis. À mesure que tu changes, ou que tu as davantage de questions, tu peux revenir à ce livre et vers les femmes que tu connais avec tes questions.

Je t'en prie, sache que nous nous rappelons comment c'est : l'incertitude de ton corps changeant, tes sentiments changeants à l'égard de tes parents, la pression de décider qui tu seras et ce que tu feras, les nouveaux sentiments d'intense amour et de passion, les amitiés bouleversées et la volonté de s'intégrer. Nous nous rappelons si clairement comment nos corps ont changé sous nos yeux, et comment ceux autour de nous ont réagi. Et nous nous souvenons de notre premier sang.

Surprise. Excitation. Choc. Soulagement. Tristesse. Confusion. Pour certaines d'entre nous c'est venu tôt, pour d'autres tard et certaines n'en ont jamais eu. Nos changements corporels ont leur propre calendrier. Ils nous disent des secrets que nous ne saurions pas autrement.

Nous nous rappelons – bien que tu ne voies ni ne sentes nos souvenirs. Parfois nous n'avons pas tout à fait les bons mots, ou nous ne trouvons pas le meilleur moment pour dire toutes les choses que nous aimerions partager avec toi. C'est dur de savoir par où commencer.

J'ai écrit ce livre pour mes propres filles, et les filles d'amis, pour partager les mots que parfois nous avons de la difficulté à dire dans la vraie vie.

Ce que je veux dire c'est cela.

Ton corps. Mon corps. Nos corps sont incroyables. Mais parfois on ne nous le dit pas.

Dans toute l'Histoire, et même dans les livres sacrés, on a dit aux femmes qu'il y a quelque chose de mauvais avec elles parce qu'elles ont un corps de femme. Nombre d'entre nous ont appris à avoir honte de leur corps et de leurs fonctions naturelles. Nous avons lutté pour en parler, nous n'avons pas eu les mots.

Pour la plupart des femmes de ma génération, et nos mères et grands-mères avant nous, nos corps changeants signifiaient un temps de maladresse, un embarras. Nos cycles féminins ont souvent été une souffrance. Et nous n'avons pas été encouragées à en parler ou à respecter nos corps féminins et leurs mystères. En vérité être une femme a été assez dur. Peut-être le sais-tu, peut-être le pressens-tu. Mais c'était notre histoire. Le futur, c'est la tienne.

Nous voulons partager avec toi combien c'est magnifique d'être une femme, combien nos corps sont véritablement magiques. Mais pour faire cela nous devons avoir les mots, afin de pouvoir partager nos histoires, émotions et idées.

J'aime les mots. Chacun a une sensibilité et un son différent, que tu le dises à haute voix ou que tu le lises dans ta tête. Chacun peut faire percevoir ton corps d'une manière différente. Il peut te faire te sentir fière. Ou te faire sentir « beurk ». Quand cela concerne « là en-bas », il y a à peu près autant de mots qu'il y a de femmes !

Mais il y a beaucoup de filles et de femmes qui n'ont aucun mot qui fait du bien pour la partie la plus importante de leur corps. C'est évidemment ton vagin… à l'intérieur, et ta vulve à l'extérieur. Certains les appellent « les organes génitaux externes » ou « la figue », « les parties », « la fente » ou « le Yoni ».

Yoni signifie espace sacré en sanskrit – origine, source – cela se réfère à tout le système génital. En Inde, il y a des autels consacrés au Yoni, des temples entiers décorés avec eux !

Quel est ton mot ? Murmure-le tranquillement, je ne le dirai à personne ! Crie-le haut et fort. Dis-le fièrement. C'est ton corps… Alors nomme- le ! Pas besoin d'en avoir le fou rire ou d'être timide. Dis-le de la même façon que tu dis « coude » ou « pied ».

Et puis à mesure que nous voyageons plus loin à l'intérieur, nous avons la cave magique, ton utérus, ta matrice. L'endroit secret où tu es devenue toi-même et où tu as grandi et grandi. Ton utérus a la taille d'une poire un jour normal, la taille d'un pamplemousse quand tu as tes menstruations et la taille d'une grande pastèque quand tu es enceinte. Une merveilleuse sage-femme américaine nommée

Ina May Gaskin a dit une fois que si les hommes avaient une partie de leur corps aussi fabuleuse qu'un utérus, ils n'arrêteraient pas de s'en vanter.

La plupart des femmes ont un utérus – bien que quelques filles soient nées sans. Il est caché loin, au sommet de ton vagin, tu ne le verras jamais, tu ne peux pas vraiment le sentir… Et cependant, c'est un endroit où la magie des femmes se passe. C'est le lieu où se produit notre histoire. C'est une histoire de matrice. Ta matrice. Nos matrices.

Toi et moi nous allons faire un voyage ensemble. Maintenant, dans un temps et un espace différents. Il y a longtemps, quand les corps des femmes étaient respectés parce qu'ils pouvaient créer la vie. Une fois par mois, toutes les femmes se rassemblaient – celles qui saignaient et celles qui allaitaient leur bébé, les femmes enceintes, les femmes plus âgées qui avaient terminé leurs jours de sang. Et les femmes dont le corps n'avait jamais saigné. Elles se rassemblaient pour se reposer, parler, rêver, rire, pleurer, guérir, partager des idées et des histoires et se soutenir mutuellement.

La tente rouge. Un espace qui ressemble à une matrice où les femmes viennent quand leurs corps font ce que la plupart des corps de femmes font naturellement une fois par mois : perdre la paroi intérieure de leur matrice à travers un écoulement chaud de sang.

Ces tentes rouges ne sont pas juste des choses du

passé. Elles sont aussi notre futur. C'est dernières années, elles ont jailli de par le monde, dans les chambres à coucher, les salles communales, les festivals, les salons. Femmes et filles viennent ensemble, parlent, et apprennent à quel point leurs corps sont impressionnants et précieux, et à quel point il est important d'en prendre soin.

Et c'est là que ce livre commence : dans un lieu où seules les femmes peuvent entrer. Un endroit que les hommes surveillent et protègent comme un espace sacré. Peut-être que c'est une tente rouge du passé… ou du futur. C'est un endroit où tu te sens en sécurité, aimée et acceptée. Où les femmes partagent leurs plus profonds secrets. Viens donc avec moi, ma chérie, dans la tente rouge…

LE SECRET DE LA TENTE ROUGE

Une fille se tient debout à l'extérieur d'une tente rouge. À l'intérieur, elle entend les voix de sa mère et de ses tantes, leurs amies et voisines. De quoi parlent-elles quand elles sont toutes seules ? Elle s'interroge.

Petite fille elle jouait dehors, remarquant à peine leur disparition chaque mois. Mais maintenant, elle se trouve elle-même attirée dans ce lieu de femmes, tendant l'oreille aux histoires qu'elles partagent. Désirant tant savoir ce qui les fait éclater de rire ou pleurer à chaudes larmes, leurs yeux bordés de rouge. Que font ces femmes ? Ces femmes dont la vie semble à la fois si ennuyeuse et fascinante ? Certaines travaillent dans des endroits inconnus, des heures, chaque jour. D'autres passent leur vie à changer des couches et à cuisiner. Qu'est-ce qui les rassemble ?

Elle s'approche et ouvre le rideau. Lorgnant à l'intérieur de la tente rouge, elle voit une superbe femme dansant, ses hanches glissant, la poitrine généreuse dans un haut rouge étincelant, les mains se déplaçant comme des papillons au fur et à mesure qu'elle scintille autour de la pièce éclairée aux chandelles. Les autres femmes regardent les yeux brillants comme des bijoux, les voix chantant ensemble, tissant une harmonie – chants de l'eau, des femmes, de la lune, de la naissance et de l'amour. Puis une cloche sonne, elle résonne autour de la tente jusqu'à ce qu'il ne reste que le silence. Après un moment, une des femmes commence à parler, doucement au début, des larmes ruisselant sur ses joues, elle parle de sa tristesse et de sa douleur. La femme à côté d'elle la tient, lui caressant les cheveux, tandis qu'elle pleure, et alors presque par magie ses larmes commencent à sécher et elle sourit à nouveau.

Maintenant une autre femme, plus âgée, aux cheveux grisonnants et aux magnifiques rides du sourire commence à parler. Elle raconte une histoire de passion et de désir, cela fait rougir la fille qui écoute – elle n'a jamais entendu de femme parler d'amour avant. Elle n'a jamais vraiment pensé à la façon dont les adultes qu'elle connaît, partagent leur amour avec leurs corps, quand la porte de leur chambre est close et que la nuit est sombre. Elle écoute attentivement, tentant d'apprendre les secrets de l'amour…

Une des femmes repère son visage, lorgnant depuis le coin, puis elle rit en la montrant du doigt. « Nous t'attendions ! » lui dit sa mère, « Chère fille. Je m'en souviens comme si c'était hier, quand tu grandissais dans mon ventre, bercée dans ma matrice. Je n'oublierai jamais le jour de ta naissance, te poussant hors de mon corps et en ce monde. Tenant ton petit corps précieux dans mes bras. Te nourrissant à mon sein. Tu ne te souviendras jamais de ces choses, mais moi oui. »

« Je me souviens des temps où tu étais malade et j'étais assise avec toi toute la nuit, tenant ta main, quand tu avais peur. À nos côtés, tu as appris à parler et marcher, à lire et écrire. Nous jouions à la poupée, nous faisions des tanières dans l'herbe, nous grimpions aux arbres. Et maintenant, te voilà, devenue une femme sous nos yeux. Toi, mon amour, tu rejoins la lune ! Viens et prends ta place avec nous, il est temps pour toi d'apprendre quelques-uns de nos secrets. »

O Le secret de ton corps

O Le secret de ton sang

O Le secret de ta fertilité

O Le secret de la lune

O Le secret du soin de soi

« Nous avons des cadeaux à partager avec toi » :

O Le don de la célébration

O Le don de l'intuition

O Le don de la sororité

O Le don des plantes

O Le don de la Femme Folle

« À chaque étape de ta naissance à la Féminité, il y aura davantage de secrets à partager – quand viendront ton premier amour, la grossesse, la naissance, la maternité et une plus profonde compréhension de tes cycles. »

« Mais notre tâche maintenant est de partager les enseignements de la lune. De te faire connaître le miracle dans ton ventre, dans ta précieuse matrice, qui s'éveille maintenant. Tu ne peux la voir, tu ne peux la toucher, mais la magie dans ton utérus tissera son chemin à travers ta vie entière : tes sentiments, tes pensées, tes rêves. »

« Nous te raconterons des histoires de nos propres vies et répondrons à tes questions. Nous promettons de faire tout notre possible pour te soutenir au fur et à mesure que tu rejoins la lune. Chaque femme ici est ta sœur. C'est ici que nous arrivons à entendre, à connaître notre propre sagesse et celle de toutes les femmes. Ici nous trouvons du soutien pour nous-mêmes tandis que nous avançons chacune sur notre chemin. »

« Tu dois honorer cet espace de femmes et la responsabilité d'être autorisée à y entrer.

○ Respecte la confiance de tes sœurs et leurs histoires.

○ Sache que chacune a sa propre et unique histoire pleine d'ombre et de lumière, si seulement tu écoutes.

○ Ne juge pas, ne fait pas de commérages mais

prends cette chance d'apprendre de tes sœurs.

O   Apprends à partager ta propre histoire, à honorer ta propre expérience et à la partager avec celles qui l'honoreront aussi. »

Une femme aux yeux sombres prend un bâton de bois sculpté et frappe un petit bol en cuivre. Le son du bol résonne autour de la tente, en écho, les femmes respirent profondément dans leur ventre. Le silence revient sur le groupe une fois encore, avant de se disperser dans la nuit noire.

Deux semaines passent.

Le jour de la pleine lune arrive.

Les filles qui ont atteint l'âge sont enthousiastes mais nerveuses. Elles savent que c'est un honneur et un privilège d'être invitées à se joindre à cette tente rouge spéciale.

Elles lavent leurs cheveux et s'habillent de magnifiques robes blanches. Ça ressemble presque à un jour de mariage.

Leurs mères les accueillent à la porte de la tente, en lavant leurs mains et en bénissant leur tête à l'eau de rose parfumée. Les autres femmes chantent une magnifique et envoûtante mélodie.

The river she is flowing, rolling and flowing, the river she is flowing down to the sea.

La rivière coule, roule et coule, la rivière coule jusqu'à la mer.

Les filles marchent jusqu'au centre du cercle. Leurs mères rejoignent le cercle de femmes autour d'elles. Une des femmes les plus âgées commence à raconter une histoire.

LE DON DE LA LUNE

Dans la lumière argentée de la pleine lune, un petit œuf repose sur une feuille.

Il en sortit une minuscule « fille-chenille ».

La douce « enfant-chenille » se tortillait et jouait. Tous les jours, elle mangeait et mangeait, elle grandissait et grandissait. Elle regardait les papillons voler autour de sa tête – admirant leurs couleurs, mais heureuse d'être elle-même.

Puis un jour, alors que la lune noircissait, elle commença à se sentir un peu étrange, plus tout à fait elle-même. Des poils poussaient sur son corps. Elle s'enveloppa et se cacha, incertaine de ce qui était en train de se passer dans l'obscurité.

À l'intérieur du cocon, la magie se produisait. Invisible. La magie de la vie elle-même. La douce « fille-chenille » que tous connaissaient et aimaient, changeait. Jusqu'à ce qu'un jour, elle émergea, se montra, presque méconnaissable de son ancien moi.

Alors qu'elle apparaissait, son corps prenant encore forme, ses ailes séchant au soleil, elle se fit taquiner par un oiseau noir.

« Tu es un monstre, un ver volant ! Tes ailes sont grotesques ! »

Elle essaya de retourner dans son cocon et de se cacher, mais elle ne rentrait plus. Puis elle aperçut les papillons qu'elle avait aimés regarder alors qu'elle était encore chenille.

Ils vinrent à elle et l'encouragèrent lorsqu'elle sauta et apprit à voler. Ils dansèrent autour du soleil, la félicitant.

Maintenant, elle avait des ailes pour voler. Elle vola alentour dans la joie, comparant ses magnifiques ailes aux pétales qu'elle croisait. Elle était étourdie de joie.

Et lorsque la pleine lune se montra une fois de plus, elle comprit qu'elle était capable elle-même de faire des bébés. Elle avait en son sein, son propre miracle des lunes. Cela avait été là tout du long… Elle ne le savait tout simplement pas.

Mais alors que la lune s'assombrissait, elle se sentit étrange, plus elle-même, une fois encore. Elle se rappela les jours du cocon et se demanda si elle était sur le point de changer à nouveau ? Elle se sentait de plus en plus fatiguée et se demandait si elle était malade. Elle commença à s'inquiéter ; était-elle en train de mourir ? La vieille grand-mère lune vit ses larmes et écouta sa chanson triste.

« Chère enfant, ne pleure pas – tu es en train de changer, mais seulement à l'intérieur cette fois. N'aie pas peur ! Je te donnerai le don de la vie. Tu peux faire des bébés à chaque pleine lune. Mais tu as besoin de te « cocooner » à chaque Lune Noire, quand ton corps refait sa magie. Puis tu pourras émerger à nouveau pleine de vie, capable de créer l'amour, la vie et la beauté dans le monde une fois de plus. »

La « femme-papillon » acquiesça. Et à chaque temps de lune noire, elle se dorlota tranquillement pour se reposer et quand elle était rafraîchie, elle émergeait, avec toute sa magnificence à partager.

C'est aussi ainsi pour toi, ma chérie.

Tu portes en toi le don de la vie. En plus de ta magnificence, tu as une myriade de dons créatifs. Mais afin de les offrir au monde, chaque mois, quand la lune s'assombrit et que ton sang commence à couler, tu dois t'autoriser à te reposer, à rêver, à te recharger, à écouter ton monde intérieur. C'est le mystère sacré des femmes. C'est le don de la lune.

Une des femmes apporte un gâteau blanc magnifique, au glaçage imitant la pleine lune. Elles le coupent, le mangent, et ce faisant, elles écoutent une à une les femmes qui partagent les histoires de leur entrée en Féminité.

L'une raconte son enseignement qui commença en camp de canoë. Comment cette rivière rouge s'écoulait hors d'elle et à quel point elle voulait sa mère.

Une autre que cela commença en classe et traversa

sa jupe. Tout le monde la montrait du doigt et riait. Elle mit son pull autour de sa taille pour se cacher quand elle alla aux toilettes.

Une autre raconte à quel point elle attendit, attendit, alors que toutes ses amies avaient leurs règles. Elle se sentait laissée de côté à être la seule sans. Elle raconte sa visite chez le docteur quand elle découvrit que son corps était différent, qu'elle ne saignerait jamais et n'aurait jamais d'enfant. Elle raconte comment elle apprit à aimer son corps particulier avec ses propres dons, uniques.

Une femme blonde à lunettes se souvient qu'elle reçut de sa mère une magnifique boîte contenant des serviettes hygiéniques faites main, des bulles pour le bain au parfum exotique et des boucles d'oreille en pierre de lune. Ses parents l'avaient emmenée souper et l'avait fait se sentir exceptionnelle.

Une autre femme, beaucoup plus âgée, se rappelle les anciennes serviettes qui étaient volumineuses et inconfortables. A quel point ce n'était pas une chose à faire de parler de son corps. Particulièrement pas de « là-en-bas ». Sa mère déposa des serviettes sur son lit, mais jamais, n'en dit un mot.

Une petite femme aux cheveux noirs courts, partage comment elle et son mari emmenèrent leur fille dehors. Ils enterrèrent sa première serviette hygiénique, retournant son sang à la terre, remerciant pour sa fertilité et la fertilité de la Terre.

Les femmes expriment la tristesse qu'elles

ressentirent au moment de quitter l'enfance, leur enthousiasme et confusion de devenir femme. Leur sentiments de bouleversement et de surprise, ou d'attente heureuse. L'embarras de leur mère ou père. Les réactions de leurs amis ou de leurs frères et sœurs. Tant d'histoires, chacune si unique. Les larmes coulent et les rires pétillent comme une source des montagnes.

Puis une des mères se lève pour parler. « Il est temps de partager notre premier secret avec vous. C'est **le secret de notre sang**. »

« Le sang peut signifier danger. Le sang peut signifier maladie ou même mort. »

« Mais le sang de ton temps de lune, signifie vie et fertilité. C'est le sang de la vie, le sang du renouveau.»

« A l'époque précédant la science et la médecine moderne le saignement mensuel des femmes était un mystère – comment une femme peut-elle saigner et pourtant ne pas être malade ? C'était vu comme une propriété magique détenue par les femmes : saigner et pourtant être en santé. »

« Tu as un berceau de vie en toi, dans ton bas-ventre. Certains l'appellent l'utérus, d'autres, la matrice. C'est l'endroit où tu as grandi en moi. »

« Aussi simplement que les arbres perdent leurs feuilles en automne pour laisser place aux nouveaux boutons au printemps, ta matrice aussi perd sa douce paroi intérieure chaque mois, si il n'y a pas de bébé qui grandit en toi. C'est ton temps de lune, tes menstrues ou tes règles. »

« C'est un miracle de la nature ! **Tu es aussi un miracle**. Aime ton corps, traite-le avec amour et soin. Simplement, comme nous l'avons fait jusqu'à maintenant. »

« Maintenant, c'est le moment où tu commences à te détacher gentiment de notre soin et deviens responsable de toi-même, de tes choix. Tu es en train de devenir Femme avec tes propres références ! »

Les filles étaient excitées qu'on ait partagé avec elles le premier secret des femmes. Elle se sentaient soulagées, qu'en chacune des histoires, elles aient trouvé un peu de leur propre vérité. Elles se sentaient moins seules.

Maintenant les yeux des femmes se tournaient vers elles. C'était leur tour de parler au cercle. La première se leva, les genoux tremblant, les paumes moites de voir le visage de sa mère et de ses amies la regarder avec impatience. Elle commença à raconter l'histoire de son premier sang, seulement quelques semaines auparavant, ses émotions encore si fraîches. C'était un peu étrange de parler si intimement face à toutes ces femmes qu'elle connaissait si bien. Après qu'elle se fut assise et que son amie se fut levée pour parler, elle comprit le pouvoir du cercle et pourquoi cela exigeait tant de respect : **il fallait un grand courage pour dire la vérité.**

Les femmes enlacèrent les filles, les embrassèrent et leur murmurèrent des mots d'amour aux oreilles.

« Vous êtes aimées. Vous êtes fortes, magnifiques et précieuses. Nous sommes là pour vous dans les bons et les mauvais moments. Nous sommes si fières de vous. » Puis les femmes s'agenouillèrent à côté d'elles, leur massant les pieds et les mains avec de l'huile parfumée, peignant leurs ongles avec de délicats dessins en couleurs. Elles posèrent leurs mains sur leurs ventres et bénirent leurs matrices. Puis chacune offrit un bijou particulier : la première pièce de joaillerie que chacune avait possédée en tant que femme et une autre qui serait conservée précieusement à côté des bagues de fiançailles et anneaux de mariage dans les années à venir.

Puis les filles furent conduites hors de la tente. La pleine lune était haut dans le ciel. Elles commencèrent à monter et monter sur la colline derrière la tente. Dans l'obscurité elles perdirent de vue les femmes plus âgées, jusqu'à ce qu'elles ne sachent plus quel chemin prendre. Elles se sentirent perdues, seules et effrayées dans le noir. Alors elles entendirent les voix des femmes s'élever jusqu'à elles :

Suis la lune, suis ton cœur, garde tes yeux sur la lune et tes pieds sur le chemin et tout ira bien, mon précieux amour, tout ira bien.

Alors au détour d'un sentier sombre et sinueux, elles atteignirent le sommet, un vallon herbeux baigné de la lumière brillante de la lune. Un cœur de pétales de rose en son centre. Elles se tenaient au clair de lune, euphorisées par leur propre énergie, imprégnées par la lumière éclatante. Les voix se distinguaient plus proches. Les femmes portaient des chandelles étincelantes.

Elles embrassèrent et bénirent les filles au clair de lune.

« Sachez que nous vous aimons et que nous sommes là pour vous. Sachez que nous comprenons, bien que nous portions des corps plus âgés, et des visages de mères, tantes et amies. Pourtant nous sommes toute UNE, faisant partie de la même expérience, de la même rivière de vie et de la même lignée sacrée de femmes. »

Elles attachèrent un fil rouge autour du poignet de chaque fille, les connectant au groupe de femmes. « La rivière rouge coule à travers nous toutes, le fil rouge nous connecte toutes. » Et alors, avec une paire de ciseaux dorés, la doyenne coupa le brin de laine.

« Nous sommes connectées mais différentes. Chacune doit trouver son chemin, suivre les sagesses de son corps. »

« Le temps d'un battement de cils, nous étions à votre place. Nous cheminons toutes sur le même sentier en spirale dans cette vie, bien que les pas de la danse soient uniques pour chacune. »

« Et nous savons d'avance que nous traverserons des tempêtes et que viendra un temps où vous aurez besoin de vous détacher. De couper le lien qui nous lie de près. Sachez chères enfants, que nous gardons notre cœur ouvert pour votre retour si vos chemins de femmes vous ramènent vers nous. »

« Vous êtes nos filles, sœurs et amies. Nous vous honorons pour votre futur, votre beauté grandissante, votre force et intelligence, votre créativité sauvage et votre confiance croissante. Nous voulons vous accueillir en ce début de Féminité, pour ce voyage long et sacré de connaissance de soi et d'épanouissement. Laissez-nous vous livrer le secret de la lune. »

LE SECRET DE LA LUNE

Chaque fille est née avec une lumière intérieure. Une minuscule, unique étincelle de lumière : le potentiel de la femme qu'elle deviendra. À chaque anniversaire, une autre bougie est allumée et sa lumière devient plus intense.

Les saisons changent, le printemps passe à l'été. Une nouvelle pousse croît – elle grandit vers le soleil et la lune, plus près de leurs lumières. Son corps montre les germes des premiers signes de fertilité – ses seins s'arrondissent comme des collines, ses hanches ondulent comme les vagues, son pubis devient une forêt. Les rêves secrets de la Féminité commencent à occuper son esprit – son potentiel, la liberté, l'amour des garçons et des filles. Elle grandit et s'épanouit.

Elle apprend que nos corps sont nés sur cette terre, programmés par nos gènes et notre culture, pour être liés au rythme quotidien du soleil pour s'éveiller et s'endormir. Et liés à la lune pour vivre notre cycle menstruel.

Elle apprend à laisser briller pleinement sa lumière. Elle doit respecter le rythme de la terre et du ciel, du soleil et de la lune, le rythme de son corps.

Elle tire ses leçons de la lune – quand elle est pleine, elle absorbe son énergie et la porte avec elle, brillant à travers son visage, son cœur, ses créations et ses mots.

Et quand la lune est noire, elle est tranquille et se repose. Cela lui enseigne que l'obscurité est une partie d'elle-même. Pour être heureuse et en santé, elle doit aussi aller à l'intérieur, pour se recharger, réfléchir et se reposer.

Chaque mois, tout au long de ta vie, la lune te guidera en et hors de toi, à communiquer avec ceux que tu aimes, à la réunion et à l'isolement. L'un et l'autre sont importants. Sois attentive à son changement constant et suis-le. Grand-mère Lune est un maître précieux pour toutes les femmes.

De nombreuses femmes ont un cycle de la même longueur que le cycle lunaire. Et les femmes qui vivent ensemble se trouvent avec des cycles qui coïncident, puisque leurs corps communiquent les uns avec les autres. Ce sont les mystères de la lune.

Nous ne sommes pas les seules à être influencées par la lune – les animaux et les plantes aussi. Les spores des coraux, la ponte des tortues, les hurlements des loups – nombre de mammifères accouchent à la pleine lune.

Les gens de par le monde – païens, hindous, musulmans, chrétiens, juifs, les peuples autochtones – célèbrent tous la pleine lune et ses énergies vibrantes de différentes façons – des fêtes de la pleine lune sur les plages de Thaïlande aux fêtes familiales juives. De nombreux et importants jours de jeûne et de fête s'enracinent sur le calendrier lunaire.

Par le passé, la plupart des femmes saignaient à la lune noire et ovulaient à la pleine lune. Cela s'appelait un *Cycle de Lune Blanche*. Les énergies d'une femme dès lors synchrones avec la lune, l'aidant dans son flux.

Mais les choses ont changé rapidement ces dernières années. Nous ne vivons plus près d'autres femmes. Les lampadaires à l'extérieur et les éclairages électriques à l'intérieur induisent que nos corps sont bien moins contrôlés par les niveaux changeants de la lumière de la lune. Les hormones artificielles, la pollution dans l'eau et notre nourriture affectent aussi nos cycles. Et voilà que les femmes trouvent qu'elles se sentent moins connectées à leur corps et à leur cycle. Moins connectées à la lune.

Actuellement, les cycles des femmes sont décalés tout au long du mois. Certaines saignent à la pleine lune, ce qui est appelé un *Cycle de Lune Rouge*, et bien d'autres sont toutes à fait déconnectées de la lune ayant des cycles beaucoup plus longs ou plus courts.

Être déconnectées de nos corps et des cycles de la nature, être stressées et toujours en mouvement mène à de l'inconfort. À l'intérieur et à l'extérieur. Nos corps nous font savoir que les choses ne sont pas justes en devenant grincheux, fatigués et douloureux. Nous avons besoin de repos quand nous saignons. Mais nous vivons dans un monde qui ne comprend pas vraiment cela, et qui attend de nous que nous soyons la même chaque jour : toujours de bonne humeur, heureuse, gentille et aimable, toujours disponible et en mouvement.

Nos cycles féminins nous montrent que nous avons besoin de « temps d'indisponibilité » à certains moments du mois. La lune nous guide, en nous montrant son visage en perpétuel changement. Elle nous rappelle que nous avons nos propres rythmes internes que nous avons besoin de respecter bien plus que ceux des montres et des horaires. C'est la seule voie vers la vraie santé et la joie. Elle est là pour nous apprendre, chaque jour, chaque mois, chaque fois que nous sommes disposées à y prêter attention. Nos menstruations sont souvent appelées notre temps de lune parce qu'elles connectent nos corps avec les cycle de la lune. Cela nous rappelle de vivre selon le temps lunaire.

Les phases de la lune

La lune change constamment d'apparence – sa forme et sa taille sont déterminées par sa position relative au soleil qui l'éclaire. Elle ne change pas seulement en apparence, mais aussi quand elle se lève et se couche. La lune a un cycle d'approximativement 29,5 jours.

La pleine lune

La pleine lune se lève au coucher du soleil et se couche à l'aube. Elle énergise – parfois dans le bon sens, et d'autres fois elle crée de l'agitation et rend le sommeil et la relaxation difficiles. La pleine lune est une période de récolte et de semences, un temps pour se divertir et fêter, pour travailler tard et créer de tout son cœur.

Chaque pleine lune à un nom et un caractère particulier. Par exemple, la pleine lune qui tombe entre mi-août et mi-septembre est appelé la lune des moissons – elle semble particulièrement pleine est sa couleur tend vers le doré ; on avait l'habitude d'engranger les récoltes à ce moment.

La lune décroissante

Décroissante veut dire qu'elle devient plus petite. Quand la lune atteint le point de la moitié de son chemin (le dernier quart de lune qui se lève aux alentours de minuit) il y a un sentiment d'équilibre, de tension ou de transition. Elle continue à décroître chaque nuit jusqu'à ce qu'elle soit complètement noire.

La lune noire ou la nouvelle lune

Pendant deux jours, la lune est presque invisible – c'est un temps d'obscurité. La lune est dans l'ombre.

Elle se lève avant l'aube et se couche avec le soleil. De nombreuses traditions « utilisent » cela comme un temps d'intériorité, de réflexion, de vision et de définition d'intentions pour la lune à venir. C'est un temps de renouveau, un semblant de pause dans l'obscurité avant son voyage de retour à la plénitude encore une fois.

La lune croissante

La lune devient un peu plus grande et lumineuse chaque nuit, passant par les phases du croissant de lune. La lune des livres de contes, le petit éclat qui parle d'espoir, de nouvelle vie, de magie. À mi-chemin (le premier quart), il y a à nouveau une sensation de transition ou d'équilibre, la lune est visible dans l'après-midi et se couche le soir.

De nombreuses cultures suivent les calendriers lunaires, mais le nôtre est solaire. Pour en apprendre davantage sur les phases de la lune, procure-toi un calendrier ou un agenda comprenant le cycle lunaire. Regarde le ciel chaque jour, et note les jours de ton cycle sur ton calendrier afin de voir comment ton cycle menstruel et les phases de la lune interagissent.

Magie de la lune

La moyenne d'un cycle menstruel est 28 jours ce qui est à peu près la même chose que le cycle de la lune !

OOO

Le schéma menstruel le plus commun est de saigner à la lune noire et d'ovuler à la pleine lune.

OOO

Le mot *lunatique* était utilisé à l'origine pour décrire une personne qui était fortement influencée par la pleine lune – nous sommes tous un peu lunatiques en réalité !

LES SECRETS DE NOS CYCLES

L'apprentissage de l'art d'être une femme est d'apprendre à honorer chaque élément de nos cycles et de nous-mêmes.

Un cycle est l'unité de base de la vie : naissance, croissance, transformation, déclin et mort, suivi à nouveau par la naissance. C'est un voyage circulaire qui se répète. Tu le vois dans les battements de nos cœurs, l'inspiration et l'expiration, les saisons et les phases de la lune. Nos cycles menstruels connectent nos corps de femmes directement à la nature.

Ton cycle t'emmène chaque mois dans un voyage entre les parts lumineuses et sombres de toi-même. Simplement comme la lune voyage de la pleine lumière à l'obscurité et retour, chaque mois.

Tu peux te sentir voyager d'un sentiment d'amour à un sentiment de colère, de la créativité à l'insensibilité. Cela peut être très confus et déroutant de se sentir ainsi hors de contrôle. C'est ici que notre sagesse de femme apparaît.

Plus nous en apprenons sur nos cycles, leur schéma unique et la façon dont nos humeurs changent, moins nous nous sentons perdues en mer et ainsi, nous pouvons nager avec les marées de nos corps, plutôt que de nous battre contre elles. Cela demande de la pratique et sera quelque chose que tu apprendras au fil du temps. Mais bien des femmes avec qui l'on a pas partagé les secrets de femmes ne le sauront jamais. Elles n'apprendront jamais que la lune influence leur cycle. Ou que leurs humeurs changeantes sont normales. Ou comment elles peuvent s'en sortir elles-mêmes.

A mesure que tu commences à sentir tes rythmes, tu gagneras confiance en toi et tu danseras sur ta propre mélodie. On dit qu'à la fin de tes saignements, tu es une **jeune fille** – te sentant jeune, fraîche et énergique. Quand tu ovules (que l'ovule est libéré), tu es comme une **mère** – tu peux avoir un bébé et tu peux te sentir nourrissante et sociable. Puis une semaine avant tes règles ton humeur peut s'assombrir, tu deviens une **ensorceleuse** ou une **femme sauvage** qui peut pétrifier quiconque te met en colère. Pendant les saignements, tu es comme une **vieille femme sage** – ayant besoin de se reposer davantage et pleine d'introspection – si tu t'autorises à suivre ton intuition. Note que ce sont les étapes principales de la vie d'une femme. N'est-ce pas fascinant que ton cycle t'emmène à traverser ces rôles chaque mois, afin que tu puisses expérimenter chacun d'eux encore et encore ?

LE DON DE LA FEMME FOLLE

On ne parle pas beaucoup de nos côtés sombres.

Mais tout comme la lune est pleine à un moment, à d'autres elle est obscure. Ton côté sombre est symbolisé par la Femme Folle.

Il y a longtemps, la Femme Folle était représentée dans les grands mythes et les anciens temples sacrés. Son pouvoir était respecté. Elle avait le pouvoir de créer la vie, mais aussi de la détruire. Son côté sombre était respecté comme une part cruciale de la vie. Dans différents lieux elle avait différents noms : Kali, Médée, Durga, Hécate en sont seulement quelques-uns.

Mais tout comme les temps ont changé, les histoires ont changé. Son obscurité a été méprisée. Et elle a été transformée en une sorcière, une redoutable paria. Les gens ont été rendus méfiants envers elle. Les femmes ont été mises en garde de ne montrer que leur luminosité. D'être bonnes, gentilles et belles. Leur noirceur, qui est une part déterminante de leur pouvoir, leur a été refusée. On leur a dit que cela appartenait au diable. Mais nous avons tous un côté obscur, un pouvoir de l'ombre.

C'est notre colère, notre fureur, notre capacité à nous déchaîner et à détruire. C'est la Femme Folle – et elle est en chacune de nous. Elle est la face sombre d'une femme aimante et généreuse. Elle est puissante ! Et c'est son secret.

Elle est ton pouvoir retourné contre toi-même et ceux que tu aimes. Elle est ton côté sombre avec des leçons à t'enseigner au sujet des choses que tu caches. Elle demande ta plus profonde attention pour ce que tu refuses de mettre en lumière.

Elle peut te terrifier, t'embarrasser, gâcher tes plans et ruiner ton mascara ! Nous craignons sa destructivité à l'intérieur de nous-mêmes et elle est profondément menaçante pour notre société. Cela peut être assez terrifiant de la sentir émerger. Et effrayant pour les autres d'y assister.

Elle jaillit quand nous sommes fatiguées ou en surmenage. Quand nous avons donné trop de nous-mêmes. Quand on refuse de dire non. Quand les gens sont trop envahissants. Quand nous essayons trop fort de plaire aux autres. Quand nous ne sommes pas vraies envers nous-mêmes. Elle se manifeste quand quelque chose qui nous tient à cœur est menacé ou quand notre âme est en danger. Elle émerge quand notre temps du sang approche.

« Écoute moi ! Prends soin de moi ! Laissez-moi seule ! » Elle parle sèchement, tape, crie et hurle. Elle émerge, rageant, pleurant, hurlant, menaçant, les mains tremblantes, le visage pâle. Son message est vrai. Mais sa façon de communiquer est primitive et terrifiante.

Alors plutôt que de la laisser sortir, nous essayons de la faire taire. Ce qui ne fait que la renforcer davantage. Ne jamais, au grand jamais contrôler une Femme Folle ou elle explosera !

Nous avons donc besoin de trouver une expression sans danger pour la Femme Folle. Écris ses mots dans un journal et écoute-les bien ! Elle est une merveilleuse enseignante et sera avec toi tout au long de ta vie, à t'enseigner et à te guider.

Nous avons besoin de trouver un équilibre dans nos vies afin qu'elle n'ait pas besoin de jaillir trop souvent ou de manière trop destructive. C'est ce que nous ré-apprenons chaque mois, nous toutes, femmes. Parfois nous réussissons et d'autres fois la Femme Folle cause beaucoup de destruction autour de nous et de souffrance à ceux que nous aimons. Alors nous avons besoin d'apprendre à demander pardon aux autres quand nous avons causé du mal. Et à nous pardonner nous-mêmes.

Qu'as-tu appris au sujet de la Femme Folle – venant de ta mère, grand-mère, de tes tantes, de tes enseignantes, sœurs ou amies ? Comment l'as-tu expérimenté en toi-même ?

LE DON DE PRÉPARATION

L'apparence de ton premier sang (appelé tes *ménarches* ou ta *première lune*) peut bien être un choc et une surprise. Spécialement si personne ne t'en a parlé !

Un des dons que nous voulons te donner est celui de la préparation. Pour que tu puisses voir les signes qui te disent que tes règles approchent et que tu sois préparée. Afin que tu saches ce qui t'arrive et comment y répondre, que cela te soulage de l'inquiétude et du stress de ce moment.

Personne ne sait exactement quand tes règles vont commencer – ni toi, ni ta mère, ni ton docteur. Mais l'âge de ta mère lors de ses ménarches est un bon indice… Alors demande-lui si tu peux.

Il y a d'autres indices aussi, incluant :

O La croissance – la plupart des filles grandissent d'environ 10 cm ou plus dans l'année précédent le début de leurs règles, tu auras presque ta taille adulte quand tu commenceras à saigner.

O Tes seins grandissent. Ils commencent par bourgeonner, puis 2-3 ans après le premier bourgeon, tes règles arrivent.

o Des pertes venant de ton vagin qui peuvent être blanches ou jaunes – cela commence 6 à 18 mois avant tes règles.

o Des poils apparaissant sur tes parties génitales et sous tes bras – les règles viennent normalement 1-2 ans après.

o Tes hanches et le haut de tes cuisses changent de forme. Tu as besoin d'avoir assez de graisse corporelle pour que tes menstruations commencent, alors s'il te plaît, s'il te plaît n'essaie pas de régime ou de sport pour la perdre. C'est normal, naturel et c'est nécessaire pour avoir un corps de femme.

o Les cheveux et la peau commencent à devenir plus gras.

o Quelques boutons sur ton visage ou ton dos.

o Des douleurs dans le ventre ou dans le bas du dos.

o Des sentiments plus forts et des émotions turbulentes.

Les règles des filles commencent en moyenne à 12 ans, habituellement entre 11 et 14. Mais c'est juste une moyenne, et tu es unique ! Certaines filles commencent à 8 ans et d'autres à 18, et certaines ne les ont jamais. Si tu n'as pas encore les tiennes, mais que ton amie les a, ne panique pas ou ne pense pas que quelque chose cloche. Ce n'est pas une compétition ! Parle à quelqu'un en qui tu as confiance.

L'âge auquel tes cycles commencent dépend de nombreux différents facteurs, incluant celui d'avoir assez de graisse corporelle. C'est vraiment important de savoir cela. Il peut y avoir beaucoup de pression sur les filles pour être vraiment maigre et ne pas manger correctement. Certaines filles et femmes ont naturellement un corps très fin. Mais si tu essaies de forcer ton corps à être ce qu'il n'est pas, il ne sera pas capable de grandir ou de se régler comme il devrait.

Tu as dû remarquer que tes amies se transforment aussi – certaines rapidement, d'autres lentement. Nous avons toutes nos horaires internes qui ne peuvent être forcés ou changés. Nous commençons nos règles à différents moments, avons différentes longueurs de cycles, avons des bébés à différents moments (ou pas du tout). Et finissons notre saignement mensuel quand nous sommes âgées, à différentes périodes. Simplement, comme nous mourrons à différents moments. Chacune de nous est unique. Notre voyage à travers nos vies est d'accepter nos corps dans leur unicité.

Mais pour toi, quelque soit le moment où cela viendra, cela marque le début de ta fertilité. Tes premières règles marquent officiellement ta transition d'enfant à jeune femme.

Cela signale l'instant à partir duquel tu es capable de porter une nouvelle vie à l'intérieur de ton corps.

C'est un truc énorme – pas vrai ?

Cela peut prendre des années avant que tu décides de devenir une mère, ou tu pourrais ne jamais le choisir. Mais la capacité de créer et porter une nouvelle vie est vraiment magique. C'est quelque chose que seules les femmes peuvent faire.

Si tu ne sais pas comment sont faits les bébés, maintenant est un bon moment pour poser ce livre, et le demander à un adulte en qui tu as confiance. C'est réellement important que quelqu'un que tu aimes t'explique la magie de la vie. Et je ne vais pas l'expliquer ici, parce que c'est un sujet immense, que les gens aiment expliquer à différents moments. Je pense donc que tu connais les bases de la reproduction. Alors si tu ne les connais pas, vas-y et demande !

Je ne veux pas supposer que tu ne connais rien au sujet des règles. Tu as probablement été renseignée dans un cours de sciences, ou peut-être à la maison.

Vérifions que nous avons tous une compréhension solide et partagée. Je te garantis que tout le monde apprendra quelque chose ! Même moi alors que j'étais en train d'écrire cela et que je saignais déjà depuis 20 ans !

D'environ 12 ans jusqu'à 51, à moins que ne tu sois enceinte ou que tu prennes la pilule, chaque jour de ta vie de femme, tu en seras quelque part au niveau de ton cycle menstruel.

Tout au long du mois, ton corps est en constante

transformation, répondant au niveau changeant des hormones (produits chimiques naturels du corps). C'est ton cycle menstruel.

Certains des nombreux changements incluent :

O   Des modifications de température corporelle

O   La texture et l'acidité de ton vagin et de ton utérus

O   La taille de tes seins

O   La qualité de ta vue et de ton ouïe

O   Comment tu sens et réponds à la douleur

O   Tes humeurs et émotions

O   Comment ton corps retient l'eau

O   Et même ta fréquence cardiaque !

C'est pourquoi, il est si important d'apprendre à écouter ton corps tout au long de ton cycle, de connaître comment c'est de te sentir « normale » et à quoi ça ressemble pour toi.

Quand tu comprends que ton corps est toujours changeant, mais que ce rythme des changements suit un schéma régulier, tu peux commencer à vivre à l'intérieur des rythmes de ton corps plutôt que les combattre. Alors tu sais que c'est parfaitement OK d'aller au lit tôt certains jours, parce que c'est ce dont ton corps a besoin. Et à d'autres moments, tu seras pleine d'énergie.

C'est quand nous ne faisons pas cela et continuons normalement chaque jour, ignorant les signaux et symptômes de notre corps que nous commençons à avoir des problèmes comme des douleurs, des évanouissement ou de l'épuisement.

Alors, comment peux-tu te préparer au mieux pour ton premier saignement ?

O Procure-toi quelques serviettes hygiéniques à avoir dans ton sac ou ta salle de bain.

O Lis un petit bout de ce livre afin que tu te sentes un peu plus confiante et au courant.

O Pose des questions pour que tu te sentes rassurée et préparée.

O Commence à penser à la façon dont tu aimerais célébrer le fait de devenir une jeune femme.

Nos incroyables corps

Suite à une puberté plus précoce, un plus faible taux d'allaitement maternel, une meilleure nutrition, la durée de vie qui s'étend et moins de grossesses, les femmes d'aujourd'hui ont plus de règles que jamais auparavant !

Je décrirai un cycle typique de 28 jours – mais rappelle-toi, ton cycle peut-être bien plus long, ou un peu plus court que cela (le mien est actuellement de seulement 25 jours)… donc ce n'est qu'un indicateur général.

Temps de saignement/menstruations (jours 1-5)

O Le premier jour de saignement est noté par les docteurs comme le premier jour de ton cycle.

O Les saignements durent habituellement 4-6 jours, devenant plus légers dans les deux derniers jours jusqu'à ce que tu retournes à des pertes plus claires.

O Ton utérus (ou matrice), riche et gonflé de sang, est à peu près un tiers plus large que sa taille non menstruelle.

O Le saignement se passe parce que la paroi riche de ta matrice qui a attendu de porter et nourrir un bébé n'est plus nécessaire puisque ton ovule n'a pas été fertilisé ce mois.

O Le sang coule vers le bas à travers ton vagin, il est rouge ou brun.

O Il est souvent d'un rouge profond pour commencer avec parfois des petits caillots (ou grumeaux).

O Il n'y a que l'équivalent d'un coquetier plein de sang qui est perdu, mais cela donne l'impression de bien plus !

O Le sang est rouge à cause du fer – alors nous devons être sûres de garder notre niveau de fer haut pendant nos cycles en mangeant de la nourriture riche en fer ou en prenant des suppléments. Si tu es très pâle et souvent très fatiguée ou étourdie, tu dois être basse en fer.

O Un retard de règles ne veut pas dire automatiquement que tu es enceinte. Si tu n'as pas fait l'amour, tu ne peux pas l'être ! Peut-être es-tu fatiguée, stressée ou as-tu été malade ?

Pré-ovulation (jours 6-13)

O *Pré* veut dire avant, *ovulation* veut dire fabrication de l'œuf. Donc la pré-ovulation est le temps avant que l'ovule soit relâché.

O Une hormone appelée œstrogène augmente dans ton corps.

O Cela permet à ton corps d'être prêt à développer et libérer un ovule, cela prépare aussi ta matrice et ta poitrine pour une possible grossesse.

O Tu as des ovules depuis que tu étais dans l'utérus de ta mère ! Tu en as plusieurs milliers mais seulement quelques centaines seront matures et relâchés et un peu moins de 10 seront fertilisés !

O Tu peux avoir des pertes vaginales claires.

O Tu te sentiras probablement bien plus vivante et énergique.

Ovulation (environ jour 14)

O   Au moment de l'ovulation (aux environs jours 12–16) habituellement un seul œuf est relâché par tes ovaires (où ils sont stockés). Il arrive dans l'une de tes trompes de Fallope, qui ressemblent à des petites cornes de vache ou aux branches d'un arbre.

O   L'ovule a la taille d'une tête d'épingle.

O   Si le sperme du pénis d'un homme le rejoint maintenant, il pourrait être fertilisé et commencer la transformation de neuf mois pour devenir bébé.

O   Tu remarqueras un changement dans tes pertes vaginales à ce moment. Tu te sentiras probablement très mouillée, et ton slip sera humide. Tu peux souvent penser que tu as tes règles parce que tu es si mouillée. Tu pourrais choisir de porter un protège slip.

O   Les pertes d'ovulation sont claires et élastiques comme du blanc d'œuf. Si tu en prends entre deux doigts, tu pourras les étirer de 5 à 10 cm ! Ainsi le sperme y nage plus facilement et peut fertiliser l'ovule.

O   Tu te sentiras probablement sexy et tu auras des rêves et pensées excitants. C'est parfaitement normal et naturel.

O   Tu dois faire extrêmement attention à une

grossesse maintenant si tu fais l'amour. C'est vraiment, vraiment important que tu ne te précipites pas dans les rapports sexuels. Ton corps peut faire des bébés maintenant, cela ne veut pas dire qu'il doit le faire ! Grandir est un temps de changement massif, et c'est vraiment important que tu te sentes très confortable dans ton corps avant de le partager avec les autres. Les hormones et les amis pourraient te pousser pour avoir un amoureux, mais il n'y a pas d'urgence.

Prémenstruel

○ L'étape prémenstruelle peut durer jusqu'à une semaine avant que les saignements commencent.

○ Ce changement hormonal peut mener à un syndrome prémenstruel (SPM, en bref- d'avantage à ce sujet plus loin) symptômes incluant : colères, sautes d'humeur, ballonnements et courbatures.

○ Tes pertes vaginales deviennent plus épaisses, souvent blanches comme un nuage ou jaune, globuleuses et grumeleuses.

○ La plupart des femmes ont une seconde fenêtre d'excitation sexuelle soit juste avant ou vers la fin des règles. C'est complètement normal.

○ Tu as besoin de beaucoup plus de sommeil profond depuis le 25e jour de ton cycle, jusqu'aux trois premiers jours de tes saignements.

O Tu pourrais avoir des rêves mémorables, à ce moment, qui te communiquent d'importantes idées ou des messages. Ils peuvent être très puissants ou effrayants.

La plupart des femmes ont des cycles réguliers d'environ 28 jours, bien que d'autres puissent avoir des cycles de longueur variable (14–40 jours), et des règles dont la longueur varie (3-7 jours). Quand tes règles commencent, à ton adolescence, et quand elles finissent à la fin de la quarantaine ou au début de la cinquantaine, elle peuvent être assez irrégulières car elles ont leur propre rythme.

Le plus important, c'est que tu saches ce qui est « normal » pour toi. Certaines femmes ont naturellement des cycles plus courts ou plus long leur vie entière, cependant si :

O Tes règles sont très irrégulières

O Tu as beaucoup de taches en milieu de cycle, (de petits saignements tout au long du mois)

O Tes règles sont très claires (rose pâle et liquides)

O Ou que c'est extrêmement abondant

O Ou que cela contient de nombreux caillots

O Que tes syndromes prémenstruels sont vraiment sévères.

Par sécurité, vois ton docteur. Les cycles irréguliers qui durent longtemps veulent souvent dire qu'il y a un autre problème de santé auquel on doit être attentif.

Tu dois être consciente que de nombreux médecins pourraient te suggérer de prendre la pilule contraceptive pour régler toutes sortes de problèmes relatifs aux règles, incluant :

O Douleur des règles

O Saignement abondant

O Acné

O Règles irrégulières

En vérité, tu es bien trop jeune pour déjà penser à la pilule. Mais de nombreux docteurs l'utilisent comme leur traitement de choix pour toutes sortes de problèmes liés aux règles. C'est pour cela que je la mentionne ici.

La pilule est un cocktail d'hormones artificielles qui affecte ton cycle menstruel en incitant ton corps à penser qu'il est enceint. Elle est aussi utilisée comme contraceptif (pour éviter une grossesse).

Quand les femmes prennent la pilule contraceptive, les saignements qu'elles vivent chaque mois ne sont pas des vraies règles mais simplement un saignement de privation (fausses règles). Ainsi tout le temps où tu es sous pilule, ton corps ne suit pas ton cycle menstruel naturel, ce qui, comme nous l'avons vu, est important pour ta santé.

Mon temps des lunes à l'adolescence était dur. Je n'avais pas seulement les humeurs changeantes d'une adolescente et des symptômes prémenstruels, mais mes douleurs de règles étaient si fortes que je m'évanouissais souvent dans les premiers jours de menstruation. Je me tordais à l'agonie, souvent à me reposer sur mon lit avec une bouillotte et autant d'anti-douleurs que je pouvais prendre sans risque.

J'étais une élève performante, avec des journées très occupées à l'école. La mentalité autour des règles était qu'elles t'empêchaient de nager, mais c'était tout – il fallait continuer sans se soucier, elles ne devaient avoir aucun impact sur toi. Et ainsi, j'ai essayé de faire cela pendant des années.

Le docteur me prescrit le très fort anti-douleur Ponstan pour commencer : il avait très peu d'effet. Il me dit que les douleurs de règles s'amélioreraient après que j'aie eu des enfants. Ce qui était, nous étions tous deux d'accord, très, très loin. Il me donna ensuite la pilule contraceptive. J'avais 16 ans et j'étais fière de prendre la pilule. En regardant en arrière maintenant, cela me met en colère qu'il n'y ait eu aucune autre façon de m'aider à gérer cela.

Je me sentais triste, déprimée, comme si je flottais au-dessous de la surface de la vie. Je ne me sentais pas moi-même quand je prenais la pilule, mais parce que je ne pouvais pas pointer de symptômes définis, ou expliquer ce que cela voulait vraiment dire, personne ne me prenait au sérieux. Personne ne me dit que c'était parce que j'étais coupée de mes propres rythmes. Personne ne me dit que c'est un sentiment assez normal… sous pilule.

Réfléchis longtemps et sérieusement avant de prendre la pilule, cela peut sembler pratique et même cool, mais cela a de nombreux effets secondaires à court et long terme sur ton corps, dont tu dois être consciente.

C'est un médicament très utile dans certains cas, mais il est vraiment sur-prescrit par des médecins qui travaillent trop et qui ont très peu d'autres choses à offrir. Les effets secondaires ne sont pas vraiment expliqués à la plupart des jeunes femmes et ils incluent :

O Un épuisement minéral de tes os qui mène à une fragilité des os en fin de vie

O Des émotions et une libido déséquilibrées

O La dépression

O Prise de poids

O De possibles problèmes de fertilité quand tu seras plus âgée

O Un risque doublé de cancer des seins ou des ovaires si tu la prends avant 20 ans

O De possible caillots de sang dans tes jambes

Pour une compréhension plus complète des effets de la pilule, si c'est toutefois recommandé pour toi, lis : *ABC pour une femme en bonne santé, la pilule nuit gravement à la santé,* de Jane Bennett et Alexandra Pope.

Je recommande fortement d'essayer un des remèdes naturels pour les règles douloureuses que je partage plus loin car ils n'ont pas cette liste d'effets secondaires néfastes.

CÉLÉBRER LA PREMIÈRE LUNE

Il y a des chances que tu n'oublies jamais tes premières règles, et même quand tu seras une vieille dame tu te souviendras où tu te trouvais et à qui tu l'as dit en premier.

Voici mon histoire…

La première fois que j'ai découvert les règles j'avais neuf ans, c'était à l'école. Juste avant de quitter l'école primaire chaque fille recevait une petite brochure de poche intitulée *Personnellement Vôtre*. Je me rappelle encore de la couverture, une image floue d'une fille penchée, aux cheveux blonds ondulés, avec un pull rose et des jeans. Nous étions intriguées. Nous les avons emportées dehors à la pause déjeuner et avec deux amies, nous nous sommes mises sur le dos, dans un tunnel de ciment sur l'aire de jeux, et nous avons dévoré cette nouvelle information. Nous étions fascinées.

Pour moi cela aura été trois ans avant que je vive cela à 12 ans. Je me souviens que j'étais à mon cours de flûte. Je sentais ma tête bouillonner, je me sentais maladroite, frustrée et très vulnérable. Je pleurais et je pleurais. Mon pauvre maître a été aussi gentil et compréhensif qu'il l'a pu, j'avais objectivement eu une mauvaise journée. Je suis allée aux toilettes après la leçon. Et là, à ma stupéfaction, il y avait beaucoup de sang rouge sur le papier toilette. Je me sentais excitée – je savais que c'était quelque chose d'énorme pour moi, pour ma vie. Une transformation, un changement s'était passé. L'école était finie pour aujourd'hui. Mais c'était un internat alors je ne verrais personne de ma famille jusqu'au week-end. Je me sentais très importante. J'avais besoin de partager que j'avais changé. J'ai attrapé ma meilleure amie et nous sommes sorties. Nous avons marché dans les jardins et je lui ai dit. Ça m'a semblé si juste de le partager avec une amie femme et de le faire dehors dans la nature.

Mais être en internat a aussi son mauvais côté. J'ai senti une profonde honte. Je ne voulais que personne d'autre ne sache que j'avais mes règles. J'ai pris l'habitude de tousser très bruyamment quand j'ouvrais le papier froissé de la serviette hygiénique ou j'attendais jusqu'à ce que la chasse soit tirée ! J'ai passé des heures à récurer les taches de mes sous-vêtements, afin que les nonnes qui lavaient nos vêtements ne voient pas mon sang.

Il n'y avait que mes amies de confiance qui savaient que je « les » avais. Nous avons pris l'habitude de nous regarder le dos, les unes les autres

- littéralement ! Au semestre d'été, nous portions des jupes lignées blanches et bleues qui montrait les taches très facilement. C'était une sororité. Nous avions un code spécial, « P », qui par la suite, pour des raisons inconnues de moi, devint « Monsieur P ». Puis, parce que mon père était Monsieur P, nous avons appelé nos règles « Stephen », d'après le prénom de mon père ! Cela me paraît très étrange que nos règles aient eu un nom d'homme bien que nous ne l'ayons pas remarqué sur le moment !

Ma mère a pleuré quand je le lui ai dit. Et je l'ai dit à ma belle-mère aussi. Toutes deux ont été adorables et si bonnes avec toutes les questions pratiques que je pouvais avoir ; il n'y avait pas de maladresse. J'ai demandé à ma belle-mère de garder le secret – elle était, après tout, de la sororité. Mais à un moment, mon père s'est rendu compte que j'avais eu mes règles et a été blessé que je ne lui aie rien dit. J'ai reçu une lettre de cinq pages de sa part, exprimant cela. En quoi mon sang est-il tes affaires ? Je m'étonnais. Je me sentais vulnérable d'avoir eu mon intimité, mon secret, brisés, et cela par un homme.

Et cela continue jusqu'à aujourd'hui. Ma sororité en qui j'ai confiance sait où j'en suis dans mon cycle. Cela ressemble à un secret sacré qu'elles comprennent, puisqu'elles le vivent aussi !

Dans les cultures traditionnelles, les filles qui deviennent femmes sont célébrées par toute leur tribu, un peu comme la célébration de la tente rouge dont il était sujet au début de ce livre. Je suis désolée de dire que ces célébrations ne sont pas courantes dans notre culture, et j'en suis triste. Parce que TU mérites d'être célébrée.

Tu pourrais vouloir en parler avec tes amies pour en créer une ensemble. Ou demande à une femme spéciale dans ta vie d'en organiser une pour marquer tes Ménarches ou ton premier sang. Tu pourrais choisir de vivre cela le jour de ton premier saignement, dans le mois de ton premier cycle, ou dans un an où quand tu te sentiras davantage prête…

Même si tu as eu tes règles depuis quelques années, cela ne veut pas dire que tu dois manquer la célébration des Ménarches. Je connais des femmes qui ont célébré leur entrée en Féminité quand elles avaient la trentaine, parce que c'était la première opportunité qu'elles ont eue !

Quand tu le fais, comme tu le fais, n'est pas aussi important que le faire. Faire quelque chose – que tu sentes juste et confortable pour toi, pour marquer le changement de fille à femme.

Peut-être que tu ne veux pas vivre un grand événement, mais que tu préfères faire quelque chose de spécial en privé, avec toi-même ou avec une amie particulière.

Si c'est ça, quelques-unes de ces idées pourraient nourrir ton imagination !

O   Écrire un poème ou faire une peinture

O   Te faire percer les oreilles

O   Une nouvelle coupe de cheveux

O   T'offrir un bijou – peut-être une bague ou un bracelet qui marque l'occasion

O   T'offrir un magnifique bouquet de fleurs

O   Te procurer un agenda lunaire ou un cadran lunaire

O   Faire un dîner spécial

O   Recevoir un relooking d'une fille ou d'une femme particulière

Créer une cérémonie

Nous sommes habitués à créer des cérémonies dans notre culture... Anniversaires, Noël, mariages et funérailles. Mais il y a beaucoup, beaucoup de passages de vie importants qui ne sont absolument pas marqués. Une partie de la nouvelle toile historique de la culture des femmes est la proclamation de l'importance de ces rites de passage. Et que nous trouvions des façons de les marquer qui aient un sens profond pour nous.

Tu n'as pas besoin d'être religieuse ou même spirituelle pour créer et prendre plaisir à une cérémonie. Pensons à une fête d'anniversaire – c'est un des plus communs rituels de notre culture. On envoie des invitations, on dresse une jolie table, on fait un gâteau, on allume des bougies, on les souffle, nos amis nous chantent une chanson, ils nous offrent des cadeaux et des cartes qui ont un sens profond pour nous, nous souhaitent de bonnes choses pour l'année à venir, peut-être font-ils un discours puis partagent de la nourriture avec nous. Une fête d'anniversaire contient tous les éléments des cérémonies que j'ai mentionnées dans ce livre.

Alors même si la cérémonie est une nouveauté pour toi ou que tu es un petit peu inconfortable avec cette idée, il y a de grandes chances que tu aies déjà célébré de nombreuses fois, en grand et en petit, dans ta vie. Même s'il est plus facile de suivre les habitudes traditionnelles rituelles des fêtes d'anniversaire, parce que nous (et nos invités) savons ce qui est attendu de nous, faire de nouvelles célébrations comme celle qui marque les Ménarches ou le premier sang est excitant – puisque nous les créons complètement à notre image – sans aucune attente.

Si tu es enthousiasmée à l'idée d'avoir une plus grande fête, voici un pas à pas pour créer ta propre célébration des Ménarches…

O Invite un cercle de femme à célébrer avec toi, ta mère, tes sœurs, tes amis… Tu fixes la date, l'heure et le lieu de rendez-vous !

O Crée un décor magnifique – des fleurs rouges et blanches, des bougies, des photos inspirantes, des rideaux, de l'encens – rendront tout cela spécial et sacré.

o Tu peux peut-être t'habiller en rouge ou en blanc pour célébrer le saignement et la fertilité.

o Un accueil particulier – peut-être marcher sous des branches ou sur des pétales de roses éparpillés. Avoir tes mains et pieds lavés à l'eau de rose et tes cheveux brossés.

o Tu pourrais peut-être demander à quelqu'un d'être ta mère de lune ou ta marraine si tu n'en as pas déjà une – quelle femme plus âgée aimerais-tu avoir pour mentor en grandissant ?

o Lis un poème, une prière, un mythe de la bénédiction, une histoire ou un passage d'un livre inspirant (regarde la section des ressources à la fin de ce livre qui te donne une liste de nombreux livres magnifiques).

o Demande à tes invitées qu'elles racontent l'histoire de leur premier saignement, comment elles se sont senties, ce que cela a signifié, comment cela a été reçu.

o Tu pourrais avoir les mains ou le ventre peints au henné, ou les ongles vernis.

o Avoir les mains jointes et chanter ou juste se tenir debout tranquillement ensemble.

o Créer un collier ou un bracelet ensemble que tu pourras porter pour te rappeler ce jour.

o Demander à chacune de t'apporter un cadeau spécial.

○ Avoir un livre dans lequel tes invitées peuvent écrire quelques mots spéciaux pour toi.

○ Cuisiner un gâteau de la pleine lune, comme dans l'histoire au début de ce livre.

○ Allumer une bougie avec intention.

○ Manger ensemble plus tard – tu pourrais même choisir que la nourriture soit entièrement rouge !

LE DON DE LA CARTOGRAPHIE

—

Tes premiers cycles peuvent différer énormément en durée. Tu pourrais avoir 40 jours entre tes premières et secondes règles, puis deux cycles plus courts alors que ton corps mûri.

Mais une fois que tu as commencé à avoir des règles régulières, cela aide vraiment de savoir où tu en es dans ton cycle. Alors tu sauras quand attendre tes règles (et plus important quand avoir des serviettes hygiéniques dans ton sac et quand porter des sous-vêtements foncés !), quand tu pourrais te sentir très émotionnelle et avoir besoin de plus de repos et plus tard quand tu auras besoin d'être super-attentive à ne pas faire un bébé par accident !

Garder une trace de ton cycle

La façon la plus simple de garder une trace de ton cycle est dans un agenda. Crée un symbole spécial ou un code – peut-être une étoile ou un point rouge ou une spirale et dessine-le à la date où ton écoulement commence. Puis utilise un autre symbole pour les derniers jours d'écoulement.

Tu peux compter 28 jours en avant (ou la durée habituelle de ton cycle) et noter un autre symbole, peut-être un point d'interrogation à la date à laquelle tes prochaines règles devraient venir.

En tant que femmes, nous ne prenons pas souvent le temps de prendre note des changements dans nos corps ou d'y réfléchir. Mais ils ont tant à nous apprendre. Pourquoi n'écrirais-tu pas quelques notes dans ton agenda chaque jour pendant un mois pour voir comment ton cycle t'affecte dans ton quotidien ? Tu peux ensuite le relire jour par jour durant ton prochain cycle pour voir quelles sont les similitudes de ton expérience intérieure.

Laisse-moi partager avec toi les hauts et les bas d'un vrai cycle menstruel, afin que tu puisses voir les changements d'humeur et d'énergie au long du cycle menstruel. Si tu as déjà commencé tes règles, tu pourrais te reconnaître et reconnaître tes propres schémas qui n'étaient pas remarqués précédemment. Ou tu pourrais avoir remarqué ces changements chez ta mère, mais n'avoir pas réalisé qu'ils faisaient partie d'un cycle régulier.

(Rappelle-toi que lorsqu'on parle du cycle, le jour un est le premier jour de saignement.)

Jour Un

Je me sens grosse est lourde, mon ventre paraît massif et mes seins sont un peu douloureux. Je me sens comme dans une bulle de rêves, mon cerveau bouge lentement.

Ces deux derniers jours, j'ai su que mon temps des lunes approchait. Je le sais grâce au ciel : la lune est partie et les nuits sont vraiment sombres. Je le sais parce que je voulais être seule avec mes pensées, à écrire dans mon journal et ne parler à personne.

Avant j'aurais ignoré ces signaux jusqu'à perdre mon calme et crier sur ma famille. Maintenant je sais que je peux juste dire que j'ai besoin de me retrouver pour un temps. Je suis allée au lit tôt avec une bouillotte.

Jour Deux

Je suis fatiguée et lente. Je prends la vie comme elle vient et me repose autant que je peux. Mon saignement est abondant.

Jour Trois et Quatre

Je suis moins fatiguée à mesure que mes saignements sont plus clairs, je me sens toujours tranquille.

Jour Cinq

Mon saignement terminé, je ressens le besoin de me purifier, de nettoyer. Je prends toujours un bain ce jour-là, pour me laver de l'odeur et de la sensation des menstruations. Il est temps de laisser partir les peaux mortes et les anciennes émotions, d'entrer fraîche et propre dans un nouveau cycle. Je n'aime pas prendre des bains pendant mes règles alors c'est un vrai régal quand j'en prends un. Je me prélasse avec une bougie à la rose, des bulles de bain et la vapeur qui monte.

Jour Six à Huit

Ma libido commence à monter. Je me sens vibrante et vivante. Je veux être proche et affectueuse, alors que seulement trois jours auparavant je ne désirais rien de plus qu'être seule et que l'on ne me touche pas.

Jour Neuf à Douze

Mon énergie est en essor. C'est le temps de fertilité, où tous mes enfants ont été conçus. C'est un temps pour la créativité – avec mon corps et mon âme. J'ai tant de projets que je veux commencer tout de suite !

Jour Treize et Quatorze

La pleine lune est là et avec elle mon ovulation. Je me sens profondément connectée à la luminosité de la lune. Je sens aussi de petites crampes à ce moment du mois. Je sors et danse dans la lumière de la lune et remercie pour tout ce que j'ai.

Jour Dix-Sept

Le dix-septième jour me prend toujours par surprise. Je me sens brusque et impatiente, et tellement, tellement fatiguée. Cela doit être le jour où mes hormones changent.

Jour Dix-huit à Vingt-Quatre

Je note que mes niveaux d'énergie commencent à réduire. Je suis entre deux mondes, ni ovulatoire ni prémenstruel. Certains jours je me sens bien, d'autres je me sens grincheuse.

Jour Vingt-Cinq à Vingt-Sept

Une énergie de fatigue lourde émerge, je me sens apathique et tout est un effort. Je voudrais vraiment seulement me pelotonner comme un chat sur une chaise confortable en face d'un feu de cheminée et ne pas être dérangée. Je pleure devant un feuilleton à l'eau de rose et je grogne après les imperfections de tout le monde. Je parle sèchement à ma famille et j'éclate en sanglots à nouveau. Je me sens dégueulasse, je me déteste et je déteste tout le monde.

Jour Vingt-Huit

J'ai besoin d'être nourrie et je sais que je ne veux pas un bain. J'ai cette sensation de ne pas vouloir être dans l'eau juste quand mes règles approchent. J'ai besoin de nourriture chaude, d'une couverture autour de mes épaules, de me pelotonner dans un fauteuil et de m'imprégner de douceur bienfaisante. Et du chocolat, bien sûr du chocolat ! Mon besoin absolu pour le chocolat augmente crescendo dans la semaine précédant mes règles. C'est si fort. Et si nécessaire : noir, chaleur réconfortante qui m'apaise.

C'est mon temps de retraite. C'est un temps pour les chaussettes en laine, les vêtements confortables, un bon livre, pleurer devant des films de filles, et ai-je mentionné le chocolat ?

LE DON DE PRENDRE SOIN
DE SOI

Apprendre à vraiment prendre soin de soi s'étend sur des années ! Cela semble un peu bête parce que c'est si évident. Mais souvent nous faisons une priorité de toute autre chose que de nous-mêmes. Nous mettons nos amis, la socialisation, l'école, les loisirs et le sport avant les bases de la vie qui créent la santé : le repos, bien manger et les autres bases. Te préoccuper de toi devient vraiment important quand tu as ton cycle menstruel, spécialement dans les quelques jours avant tes règles et pendant que tu saignes. Ton corps fait un travail supplémentaire, il a besoin de beaucoup de repos et de soins pour prendre cela en charge.

Voici de nombreuses façons de prendre soin de toi, partagées avec moi par des femmes autour du monde :

O Les mots de ma grand-mère : SIMPLIFIE, SIMPLIFIE, SIMPLIFIE ! C'est ton mantra pour un meilleur temps des lunes.

O Mange de façon nourrissante et garde ton niveau de sucre dans le sang stable.

○ Ne fais pas trop d'activité physique – pas de marathon quand tu as tes règles !

○ Une courte et douce marche ou une sortie à vélo dehors te fait le plus grand bien. Tu te reconnectes à toi-même, à la nature et cela fait circuler l'énergie.

○ Tu connais le yoga ?

○ Garde des habits confortables – spécialement si tu te sens gonflée ou frileuse à ce moment.

○ Fais quelque chose qui te fait te sentir belle – porte un collier spécial, un parfum agréable, un joli haut…

○ Ne prends aucune décision majeure !

○ Prends chaque jour du temps pour toi-même.

○ Essaie d'aller au lit au bon moment. Ton besoin en sommeil paradoxal augmente dans la période prémenstruelle et un manque cause les symptômes prémenstruels.

○ Fait tout ce que tu peux pour te sentir bonne et aimée. Essaie de te répéter des affirmations positives : j'aime et j'accepte mon corps exactement comme il est. Je m'aime et je m'approuve.

○ Hurle dans un coussin.

○ Prends dix respirations conscientes.

○ Prends un temps particulier de tranquillité avec une amie.

O Laisse tes cheveux détachés, tes larmes couler et tes émotions être entendues.

O Écrit dans ton journal intime.

O Trouve-toi un sac de sable et boxe-le !

O N'essaie pas de changer le monde ou ceux qui sont autour de toi seulement parce que tu es en colère et frustrée.

O Baigne-toi dans la positivité des autres si tu te sens sombre – livres réconfortants, films, blogs…

O Écoute de la musique qui te remonte le moral.

O Demande quelque chose à ta famille : un massage, une friction des épaules, un câlin…

O Pelotonne-toi avec une bouillotte ou un pack d'huile de ricin.

O Prépare-toi un pot de tisane.

O Va au magasin diététique et achète-toi quelques compléments alimentaires.

O Mange du chocolat !

O As-tu essayé l'acupuncture, la thérapie cranio–sacrale, le reiki, la réflexologie, ou la chiropraxie ?

O Commence à tenir un journal des rêves.

O Sois douce et aimante avec toi-même. Toujours.

LE DON DU REPOS

Comme tu l'as appris maintenant, c'est réellement important de te reposer avant et pendant tes règles. Ton corps te fera savoir ses besoins de repos puisqu'il se sent plus fatigué qu'habituellement. Alors écoute-le. Ne l'ignore pas !

Notre culture n'a pas de réel jour de repos, comme nos ancêtres le faisait avec le Sabbat. Pas plus que nous avons la permission de nous la couler douce hors du monde extérieur, pendant notre temps des lunes, comme les amérindiennes et les anciennes femmes cananéennes le faisaient avec leurs tentes rouges et leurs loges lunaires. Souvent, quand nous nous reposons, toutes sortes de sentiments inconfortables peuvent émerger (et il y a des commentaires). Nous pouvons nous sentir :

O   Paresseuse

O   Comme si nous devions faire quelque chose

O   Que nous perdons du temps

O   Coupable

O   Ennuyée

Ton temps des lunes est le moment pendant lequel tu te sens fatiguée, ralentie. Ton corps a besoin de repos et ton esprit de tranquillité. Crée un espace de retraite pour toi-même qui te donne la permission d'honorer le cycle d'énergie naturel de ton corps. C'est un temps où ton intuition est la plus forte. L'intuition est un sentiment de connaissance que nous ne pouvons expliquer. Certaines personnes l'appellent le pressentiment ou l'instinct. Habituellement cela n'est pas logique. C'est une part importante de ta propre sagesse et cela tend à se renforcer pendant ton temps des lunes.

De nombreuses femmes parlent du temps de tranquillité pendant le temps des lunes. « Se retirer dans sa caverne » – être tranquille, être laissée seule et avoir des pensées sombres.

En termes pratiques, cela signifie d'attraper le bon moment de la journée, un endroit où tu peux fermer la porte ou vivre un partage avec d'autres filles et femmes qui célèbrent leur temps des lunes aussi.

Voici quelques façons dont tu peux créer ton propre espace de retraite pour ton temps des lunes…

○ **Ferme la porte, tire les rideaux**, éteins ton ordinateur et ton téléphone.

○ Crée ton espace à l'image d'une matrice, sécure et contenante.

○ Crée un **éclairage doux.** Cela t'aide à la transition vers un état d'esprit plus relaxé et paisible. Cela t'aide à sentir que tu as eu un vrai repos, même si tu ne dors pas.

O Peut-être que tu aimerais utiliser des **huiles essentielles** pour te relaxer.

O Fais-toi une **bouillotte** et pose-la sur ton ventre s'il est douloureux. A la place, tu pourrais utiliser un pack chaud ou un paquet d'huile de ricin.

O **Prends-toi un grand verre d'eau ou de tisane.**

O **Respire profondément dans ton ventre.**

O Si cela t'aide, fais **une méditation guidée** (peut-être la visualisation the happy womb sur www.thehappywomb.com ou une autre méditation du temps des lunes en français, que tu peux trouver en ligne, sur YouTube par exemple).

Tenir un journal

Je suis sûre que tu as probablement déjà un journal ou un carnet où tu écris tes pensées intimes et tes sentiments. J'ai commencé à écrire dans un carnet quand j'avais 11 ans et je continue. C'est une façon fantastique de ventiler tes émotions et de réfléchir sur ta vie.

Journal des rêves

Notre temps des lunes est souvent un moment de rêves puissants qui restent avec nous tout au long de la journée. Ces rêves peuvent souvent être sombres, effrayants autour de la période de saignement. Parfois, on peut obtenir des messages puissants ou des idées de leur part. En gardant un journal, nous enregistrons la sagesse de nos songes et commençons à comprendre notre propre langage des rêves.

Lettres de la lune

Une amie chère et moi, nous nous écrivions des lettres de la lune durant l'année. À chaque temps des lunes nous nous asseyions et écrivions une lettre manuscrite. Nous partagions nos rêves, visions pour le mois à venir, nos réflexions, des citations de livres, des poèmes que nous avions écrits. C'était notre façon de nous reconnecter avec nos propres cycles, partageant notre sagesse et intuition et apprenant à prendre le temps. Cela a vraiment approfondi notre amitié de partager quelque chose d'aussi intime.

Soins personnels

Maintenant est un moment fantastique pour apprécier les pratiques de soins que j'ai partagé plus tôt. Peut-être te faire un masque ou une manucure, doucement masser ton ventre avec une huile parfumée. Prendre le temps de brosser tes cheveux ou d'hydrater ta peau, prendre soin de ton corps et le nourrir.

Méditation

La méditation est une pratique d'être, où nous ralentissons nos pensées et relaxons pleinement notre esprit et notre corps. Il y a de nombreux différents types de méditation que tu peux apprendre en cours, mais la méditation n'a pas besoin d'être une pratique formelle. Ralentis simplement ton esprit en respirant dans ton ventre, en contemplant la lune par la fenêtre, en écoutant le chant du vent ou une douce musique–tout cela nous amène dans un état où notre esprit lâche le contrôle.

Pratiques intuitives

Exploite ta plus forte intuition de quelque façon que ce soit. Les femmes spéciales de ta vie pourraient t'apprendre quelques-unes de leurs pratiques.

Lecture

Prends un moment pour t'immerger dans un livre qui nourrit ton âme – peut-être quelque chose de spirituel ou qui est significatif pour toi en tant que femme. Dans ta phase menstruelle, tu es particulièrement sensible, alors reste éloignée des livres d'horreur ou policiers qui pourraient te surcharger émotionnellement.

Griffonnage créatif, peinture imaginative, collage

La créativité est une autre façon vraiment fantastique de comprendre plus profondément tes humeurs et émotions changeantes durant ton cycle.

Tu n'as pas besoin d'être « bonne artiste » pour le faire ! Tes dessins n'ont pas besoin d'être « parfaits », du moment qu'ils signifient quelque chose pour TOI.

Quoi que tu choisisses de faire, saisis l'opportunité de te remplir à ras bord d'amour, d'inspiration, de douceur et de beauté.

LE DON DES PLANTES

Pendant des années les femmes ont été les guérisseuses de leurs communautés. Et même maintenant, il y a des chances que si tu te blesses ou te sens mal, la première personne vers qui tu te tournes soit ta mère, qui souvent connaît le remède qu'il te faut.

Les docteurs et la médecine de prescription ont réellement une place importante dans la guérison de nos corps.

Mais ils ne sont pas la seule manière. Il y a de nombreux remèdes naturels merveilleux pour soutenir ton corps dans ses cycles.

Les herbes médicinales sont une partie de l'approche traditionnelle de la Femme Sage. Les cultures autour du monde utilisent le pouvoir guérisseur des plantes pour aider à soutenir le corps et l'âme des femmes. Des plantes chinoises (souvent données en parallèle à l'acupuncture), à l'Ayurvéda (parallèlement au yoga), les amérindiens et l'herboristerie traditionnelle européenne de la Femme Sage, les plantes ont été nos premiers remèdes. Et de nombreuses prescriptions médicales viennent encore d'elles !

Les plantes ont tendance à être beaucoup plus douces que les médicaments et travaillent avec le corps, plutôt que de simplement cacher les symptômes. Elles ont peu d'effets indésirables. Cependant, elles sont très puissantes et nous avons besoin de respecter les plantes, de la même façon que nous le faisons pour les médicaments.

Sois sûre de travailler avec quelqu'un à mesure que tu apprends à prendre soin de ton corps. Parle à ton parent ou ton responsable, rends-toi dans un magasin diététique et demande conseil, peut-être peux-tu aller voir un thérapeute alternatif. Apprends de leurs connaissances et de leurs expériences.

Rappelle-toi que je ne suis pas une herboriste confirmée et que je ne connais pas ton corps unique – alors cherche absolument des recommandations auprès de personnes qualifiées.

Les herbes clés pour le temps des lunes

Elles peuvent être achetées en vrac ou en sachet de thé dans un magasin diététique. Ou tu peux utiliser des feuilles fraîches ou séchées que tu as cultivées toi-même.

Tu peux utiliser des teintures dans de l'eau ou même en tablette ou infuser des herbes ensemble pour en faire de la tisane. Utilise-les individuellement, ou fais un mélange pour en faire ta propre tisane personnalisée !

- Shatavari : la reine des plantes pour les femmes. Elle est utilisée en Ayurvéda (médecine traditionnelle indienne) pour alléger le saignement menstruel et généralement soulager le système hormonal féminin.

- La mélisse : pour apaiser et relaxer. Agréable et rafraîchissante en infusion.

- L'onagre : excellente pour soulager les symptômes prémenstruels, prendre 10 jours avant que le saignement commence. Spécialement efficace pour détendre la poitrine.

- L'aubier : fantastique pour détendre les crampes dans la matrice, retiens son nom !

- Les feuilles de framboise rouge : tonifient l'utérus et aident si tu te sens nauséeuse.

- La grande camomille : en cas de migraine et de maux de tête (peut-être mangée fraîche dans une salade ou dans les sandwiches).

- L'ortie : bonne pour le fer. Les filles qui débutent leurs règles sont souvent basses en fer (anémie).

- La camomille : pour apaiser, relaxer et aider à l'endormissement.

- La bourse à Pasteur : pour réduire les saignements trop abondants.

○ L'agripaume : pour apaiser les crampes. Elle a été utilisée par les femmes durant le travail (accouchement) pendant des siècles.

Remèdes floraux

Ces remèdes peuvent être pris en gouttes sur la langue ou dans un verre d'eau que tu bois. Elles ont été fabriquées en trempant les plantes dans du brandy, du cognac, pour extraire leur « essence ». Elles sont vraiment fantastiques pour l'équilibre émotionnel. Tu as déjà dû croiser le remède Rescue, qui est un mélange de cinq essences florales et qui est extraordinaire en cas de choc ou de panique.

○ Holly ou Houx : pour les moments où tu te sens irritable !

○ Oak ou Chêne : pour la force.

○ Impatiens ou Impatiente : pour les sentiments d'impatience.

Huiles essentielles

Ces huiles sont faites de fleurs ou de feuilles de plantes écrasées et peuvent être utilisées dans un diffuseur, sur un mouchoir, sur ton coussin, en massage, en inhalation ou dans un bain. Elles sont très fortes et devraient toujours être utilisées diluées dans une base d'huile (comme l'huile d'amande douce) si appliquées directement sur la peau.

O Rose : une odeur très sensuelle et féminine. Aussi bon pour apaiser la colère.

O Géranium : parfum doux. Bon en cas de dépression et stress.

O Genévrier : fantastique pour réduire les ballonnements et les gonflements.

O Camomille : calmant et fantastique pour t'aider à dormir.

O Lavande : calmant, bon en cas de migraine et de maux de tête. Fantastique pour t'aider à dormir. Dépose deux gouttes sur ton coussin.

O Neroli : bon pour apaiser, en cas de pleurs et de dépression.

O Mandarine/Orange : réconfortant !

O Sauge sclarée : une odeur puissante. Apporte clarté à l'esprit.

LE DON DE LA NOURRITURE

Comment te sens-tu à propos de la nourriture ? Aimes-tu manger ou es-tu inquiète de prendre du poids ? Est-ce que tu te nourris avec de bonnes choses ou est-ce que tu te jettes sur de la malbouffe qui te fait te sentir rapidement bien et te rend malade ensuite ? Est-ce que tu prends plaisir à des repas nutritifs réguliers ou est-ce que tu ne manges pas jusqu'à ce que tu aies vraiment faim ? Ou peut-être te nourris-tu uniquement de casse-croûte… ?

Parfois, nous mangeons au lieu de ressentir ou d'exprimer nos émotions. Quand nous nous sentons contrariées, nous pouvons manger énormément de cochonneries pour essayer de nous sentir mieux. Ou nous nous remplissons avec du sucre pour augmenter notre niveau d'énergie plutôt que de nous reposer.

En tant que femmes, nous avons besoin d'avoir une relation saine à la nourriture et à ce que nous utilisons pour alimenter notre corps, parce que c'est notre nourriture qui reconstruit notre corps tous les jours et nous garde en santé.

Une des façons les plus simples de prendre soin

de toi est de bien t'alimenter, spécialement dans les jours qui précèdent tes règles.

○ Assure-toi de boire beaucoup d'eau, de jus frais et de tisane. Évite les boissons gazeuses et la caféine.

○ De l'eau ou du jus de pomme frais avec du jus du citron frais, de l'ail et du gingembre râpés font une boisson tonique et puissante pour ton corps.

○ De nombreuses femmes ne jurent que par les smoothies verts pour stimuler l'énergie, spécialement pendant le temps des lunes. Ajoute une grande poignée de feuilles vertes (épinards, Kale, laitue et peut-être un peu de spiruline) à ton smoothie normal à base de bananes et de jus, mixe et sers.

○ Réfléchis à prendre des suppléments de vitamines B, spécialement B 6 et B 12, fer, zinc et magnésium, spécialement à l'approche de tes menstruations et si tu es vegan ou végétarienne.

○ Le zinc soulage les crampes. Il peut être trouvé dans les légumes verts foncés, les plantes sauvages, les algues et les noix.

○ Mange beaucoup de légumes à feuilles vertes, de viande rouge et de fruits secs pour le fer afin de garantir que tu ne sois pas anémique.

○ La nourriture à haute teneur en protéines comme la viande, les produits laitiers, les graines, le poisson et le chocolat sont fantastiques pour te remonter le moral.

O La caféine et le sucre dans le chocolat te remontent le moral – mais ils peuvent te donner des maux de tête, alors attention !

O Réduis ta consommation de sucre, de caféine et d'aliments industriels si tu trouves que cela améliore les symptômes prémenstruels.

O De nombreuses femmes se rendent compte qu'elles ont envie d'hydrates de carbone simple (pommes de terre, pain, cake et sucre) et de viande à l'approche de leur temps des lunes.

O Certaines suggèrent que manger de la viande rouge à ce moment peux rendre ton saignement plus abondant. Tu voudras peut-être expérimenter et voir ce qui fonctionne pour toi.

**Dans tout ce que tu manges
– honore-toi.**

**Dans chaque repos que tu prends
– honore-toi.**

**Dans la façon dont tu passes ton temps
– honore-toi.**

**Dans les gens avec qui tu passes ton temps
– honore-toi.**

En nourrissant ton corps et ton âme avec amour et en conscience, tu apprends à véritablement honorer tout ceux et tout ce que ta vie touche.

RÉPONSES À TES QUESTIONS

Nous en avons tous – des grandes questions et des petites. Les questions qui nous brûlent les lèvres et semblent impossibles à poser, et des pratiques qui nous paraissent bêtes. Les questions sont notre façon d'apprendre.

Viens plus près, ma chérie. Pose-moi tes questions. Ne sois pas timide. Murmure à mon oreille et je ferai de mon mieux pour y répondre. Demande aux femmes que tu aimes et en qui tu as confiance… Elles ont envie de t'aider à trouver tes réponses.

J'ai des règles douloureuses, que puis-je faire ?

La première chose est de te reposer. Assieds-toi et couche-toi. Ensuite, si tu peux, prends une bouillotte ou un pack chaud et pose-le sur ton ventre. Prendre des anti-douleurs basiques pourrait aussi t'aider.

Si tu luttes contre les crampes régulièrement, jette un œil à la section des remèdes à base de plantes avec un adulte afin de prendre ce qui peut soulager ta douleur.

Je me sens triste est misérable, est-ce normal ?

Durant le cycle de chaque femme, il y a des moments où l'on n'a pas le moral. Tout semble aller de travers. Tu peux te sentir misérable pour aucune raison apparente. Tu peux te sentir peu sûre de toi et te rabaisser, comme si tout ce que tu fais est boiteux. Tu peux fondre en larmes à tout moment et te sentir blessée très facilement. C'est complètement normal dans ta phase prémenstruelle. Laisse-toi pleurer – avec une bonne amie ou en privé – c'est une libération fantastique et cela t'aide à te sentir plus claire et plus calme. C'est une chose étrange, mais pleurer un bon coup nous fait souvent nous sentir mieux.

Assure-toi d'être vraiment douce et souple avec toi-même. Relaxe-toi avec un film ou un bon livre, parle à une bonne amie, écris dans ton journal intime ou dessine. Rappelle-toi que cela aussi passera, mais en ce moment on dirait que cela durera toujours.

Si cet état continue pendant plus d'une semaine, assure-toi de le faire savoir à quelqu'un, tu pourrais être en train de lutter avec un plus gros stress, peut-être même une dépression. La chose la plus importante est de faire appel à des gens qui t'aiment. Tu n'es pas seule.

Pourquoi suis-je tellement en colère ?

Des élans de colère et d'impatience peuvent s'embraser dans ta phase prémenstruelle. Tu peux trouver tout et tout le monde irritant. Tu peux t'embrouiller car tu es maladroite, oublieuse ou que tu n'as pas assez d'énergie. Crier est un grand soulagement, mais essaie de ne pas le faire CONTRE les gens, étant donné que les mots de colère peuvent être très blessants. Tu peux te sentir très mal de les avoir laissés sortir, par la suite. De même avec la violence physique – cela peut être un fantastique soulagement de tensions – mais ne blesse personne. Frappe un coussin ou un sac de sable, joue puissamment au tennis ou au squash, prends un cours d'arts martiaux… C'est OK de se sentir en colère. Les femmes se sentent souvent embarrassées à propos de leur colère – mais c'est une émotion parfaitement naturelle.

Qu'est-ce que j'utilise pour absorber mon sang ?

Quand les femmes saignent, elles utilisent quelque chose pour recueillir ou absorber l'écoulement de sang afin que cela ne salisse pas leurs habits, le sol ou les sièges. Par le passé, les femmes utilisaient de la mousse ou de vieux chiffons pour l'absorber. Dans la tente rouge, elles se seraient accroupies au-dessus de la paille qui aurait été utilisée pour fertiliser les champs. Le sang menstruel est fantastique pour aider les plantes à croître.

De nos jours, il y a des produits hygiéniques jetables que la plupart des femmes achètent au magasin. Il y a une vaste gamme de produits que tu peux utiliser pour tes règles maintenant. En voici quelques-uns avec leurs avantages et leurs inconvénients pour t'aider à prendre une décision en connaissance de cause. Chaque femme et chaque fille doit trouver ce qui marche le mieux pour elle-même à ce moment de sa vie. Et il est aussi important d'avoir à l'esprit quel impact tes décisions ont sur la Terre.

Les serviettes hygiéniques et protège-slips

Il y a de nombreuses marques de serviettes hygiéniques dans toutes les pharmacies et supermarchés. Elles sont très fines de nos jours et existent dans de nombreuses tailles – celles de nuits sont très longues et évitent les fuites. Certaines ont des ailes qui se posent à l'extérieur de ton slip et ainsi se collent encore mieux afin de prévenir les fuites – mais cela veut dire que quand tu dois te changer, les gens les verront.

Les protège-slips

Faits d'un matériel fin et absorbant, ils tiennent avec un plastique collant, tu les colles dans tes sous-vêtements, comme un sparadrap – ils sont un peu comme une petite couche ! Ne les mets PAS dans les toilettes, mais dépose-les dans la poubelle. Certains sont parfumés.

Points positifs :

O Peuvent être achetés partout et relativement bon marché.

O Collent facilement dans tes sous-vêtements – comme un sparadrap.

O Confortable.

Points négatifs :

O Ceux-ci sont jetables et causent de gros problèmes d'élimination des déchets au point de vue mondial. Des millions flottent dans les mers et mettent en danger la faune.

O Ceux qui sont parfumés peuvent causer des irritations.

O La couverture en plastique peut causer des frottements et des frictions sur certaines personnes.

Les serviettes en tissu lavables

Habituellement faites d'un coton doux ou d'une flanelle avec à l'intérieur, des couches variables d'un matériel absorbant. Elles ont habituellement des ailes qui s'attachent par un bouton pression.

Points positifs :

O Elles sont réutilisables et tellement plus respectueuses de l'environnement.

O Douces et confortables.

O De nombreuses femmes disent que leur flux est beaucoup moins abondant en portant celles-ci.

O Tu peux les faire toi-même.

Points négatifs :

O Tu dois les laver et les sécher.

O Pas facile à manipuler en vacances ou en voyage ou si tu sors toute la journée, puisque tu dois garder celles qui sont utilisées avec toi.

O Peuvent être coûteuses à acheter pour commencer, mais une fois achetées elles te dureront de nombreuses années.

Les tampons

Les tampons sont un type de ouate compressée avec un fil attaché à un bout que tu places dans ton vagin pour absorber ton flux.

Points positifs :

O   Bon marché et facilement disponible.

O   Bien pour porter des habits près du corps, pour le sport, la natation et la gymnastique.

O   Ta vulve reste propre – cela fait paraître tes règles invisibles et sans odeur.

Points négatifs :

O   Tu ne devrais pas les utiliser pendant les six premiers mois de tes règles ou quand ton flux et léger.

O   Cela prend du temps de s'habituer à les mettre, et cela peut être inconfortable si tu les enfiles dans le mauvais angle, et parfois si tu es vierge.

O   Doit être changé régulièrement.

O   Écologiquement dommageable – il y a des millions de tampons usagés qui polluent les voies navigables.

O   Peux causer le syndrome du choc toxique, une situation rare mais très dangereuse qui peut être fatale.

La coupe menstruelle

Comme un tampon mais fait de silicone, une coupe menstruelle recueille le sang dans ton vagin. Tu vides simplement la coupe et ensuite tu la replaces.

Points positifs :

O Peut être lavée dans l'évier rapidement et facilement.

O Propre est facile d'usage.

Points négatifs :

O Cela demande du temps pour s'habituer à l'introduire. Cela peut être plus délicat pendant tes premières années de règles.

O Coûte environ 25 € – mais tu n'en as besoin que d'une !

O Pas facile à utiliser dans les toilettes publiques.

Les éponges

Les éponges sont placées à l'intérieur de ton vagin comme une alternative naturelle aux tampons.

Points positifs :

O Naturel et plus sûr que les tampons.

O Meilleur marché que les coupes menstruelles.

O Plus facile à introduire que les coupes.

Points négatifs :

O Peut être sale et difficile à utiliser dans les toilettes publiques.

O Doit être remplacée tous les 3-4 mois.

Quoique tu choisisses d'utiliser, cela aide d'avoir :

O Des sous-vêtements foncés.

O De serviettes foncées ou rouges

O Des vêtements sombres pour ne pas t'inquiéter des taches.

Comment est-ce que je fais avec mon sang ?

Pour commencer, essuie-toi jusqu'à ce qu'il n'y ait presque plus de sang sur le papier.

Puis déballe la serviette hygiénique (si elle est dans un emballage) de manière à voir le côté collant.

Colle la serviette sur ton slip, en t'assurant qu'elle est au centre.

Si elle a des ailes, enlève-leur la protection et replie-les sous ton slip.

Tu auras probablement besoin de changer ta serviette chaque fois que tu iras aux toilettes pendant que ton flux est abondant.

Ne les jette pas dans les toilettes. Enveloppe la serviette usagée dans l'emballage de la nouvelle et dépose-la dans la poubelle prévue à cet effet. Ou prends-la dans ta poche ou dans ton sac pour la mettre dans une poubelle adaptée.

Prends toujours une serviette de rechange dans ton sac.

Si tu te retrouves sans, tu peux en demander une à une autre femme ou à une amie, parfois tu peux en trouver dans certaines toilettes de lieux publics. Ou si tu n'as vraiment rien, enroule une grande liasse de papier toilette et mets-la dans ta culotte. Et procure-toi une serviette aussi vite que possible !

Qu'est-ce que je fais la nuit ?

Tu voudras peut-être utiliser une plus grande serviette hygiénique pour la nuit quand tu iras au lit. Il y a plusieurs raisons à cela. Premièrement, tu ne la changeras pas aussi fréquemment, deuxièmement elles sont plus longues afin d'éviter les débordements.

Tu voudras peut-être dormir sur une serviette de bain foncée, pour protéger ton matelas, si tu saignes très abondamment.

S'il y a du sang sur tes habits ou tes draps, le mieux est de les mettre à tremper aussi vite que possible afin qu'ils ne restent pas tachés. Il y a de nombreux détachants à vendre que tu peux utiliser, mais souvent du savon, de l'eau et un rapide lavage dans l'évier suffisent avant de mettre tout cela dans le lave-linge. Faire tremper des taches de sang dans du lait est une solution de lavage traditionnel.

Cela fait du bien de te laver chaque jour. Cela aide à garder ta vulve propre, à prévenir les odeurs et à t'aider à te sentir fraîche et confortable. Tu peux faire cela debout devant le lavabo, dans un bidet ou dans la douche.

Cela aide d'avoir une serviette de bain de couleur foncée pour te sécher afin de ne pas t'inquiéter des taches qui pourrait rester sur la serviette. C'est la même chose pour les sous-vêtements – des slips foncés sont beaucoup plus simples d'usage durant le temps des lunes.

De quelle couleur devrait être le sang menstruel ?

Le sang commence par un rouge profond, changeant en un brun ou rose vers la fin de ton flux. Il peut y avoir de petits caillots ou de petites mouchetures. C'est complètement normal.

Est-ce que quelqu'un saura que j'ai mes règles ?

Il est peu probable que quelqu'un soit capable de dire que tu as tes règles. Même si tu peux remarquer que ton odeur corporelle est différente, ce n'est pas évident pour les autres. Le plus grand signe est ton humeur changeante, les jours précédents tes règles.

Que faire si j'ai une fuite ?

C'est un grand souci pour de nombreuses filles. La première chose à faire une fois que tu as tes règles et d'en garder une trace dans ton agenda afin de savoir quand les attendre. Si tu as une fuite, ne panique pas, enroule ton pull autour de ta taille et change de vêtements dès que possible.

Comment est-ce que je mets un tampon ?

Avec les tampons (ainsi que les coupes et les éponges) la pratique rend la chose parfaite. Cela aide si tu attends quelques mois jusqu'à ce que ton flux soit plus abondant et plus régulier. Puis demande à une femme en qui tu as confiance de te guider – tu dois être capable de bien relaxer tes muscles vaginaux pour insérer un tampon.

Je pense que je saigne trop…

Ton flux peut sembler extrêmement abondant les 2-3 premiers jours. Quand tu as tes premières règles, tu peux être surprise par la quantité de sang qu'il semble y avoir. Lorsque tu as tes premières règles, elles peuvent être très abondantes (plus tôt dans le livre j'ai partagé des conseils nutritionnels et à base de plantes pour aider à alléger ton flux naturellement).

Que sont les pertes ? Comment changent-elles au cours du mois ?

Les pertes vaginales sont une part importante de ta santé de femme. Toutes les femmes en ont. Cela garde ton vagin humide et l'aide à rester propre. Les pertes changent tout au long de ton cycle. D'abord un peu nuageuses, devenant claires et extensibles quand tu ovules, s'épaississant et devenant jaunes ou blanches dans la phase prémenstruelle. Si elles sont très blanches et démangent tu pourrais avoir une infection commune appelée mycose ou candidose. Il faut aller chez le pharmacien ou le docteur pour obtenir un remède afin de soigner cela.

Mon ventre est sensible et gonflé. Je me sens grasse !

On peut toutes se sentir grasse, bouffie et généralement peu attirante en phase prémenstruelle. Cela peut juste être un sentiment, mais tu pourrais aussi avoir de la rétention d'eau ce qui veut dire que tes vêtements te serrent davantage et sont inconfortables. Ton utérus double presque de taille quand tu saignes, alors c'est naturel de sentir ton estomac plus plein et plus rond. Regarde la section des plantes de ce livre pour les remèdes qui peuvent t'aider en cas de rétention d'eau.

Est-ce que je peux nager/me doucher/ prendre un bain ?

Tu peux absolument prendre une douche, un bain ou nager quand tu as tes règles. Le flux a tendance à se stopper quand tu es dans l'eau, mais un peu pourrait quand même sortir. Quoi qu'il en soit le sang qui se trouve sur tes poils pubiens ou ta vulve partira dans l'eau, alors nettoie-toi avant d'aller nager.

De nombreuses femmes choisissent d'utiliser un tampon ou une coupe menstruelle pour contenir leur flux à fin de ne pas avoir à s'inquiéter d'une fuite de sang. Si tu vas à la plage toute la journée en maillot de bain, il te faudra utiliser un tampon ou une coupe.

J'ai tendance à choisir de ne pas nager ni prendre de bain pendant ma période de saignement. Je n'aime simplement pas cela et je prends des douches. Mais j'apprécie particulièrement le premier bain quand mon flux s'arrête.

Que sont les SPM ?

Les SPM (symptômes pré-menstruels) arrivent dans la semaine précédant le début des saignements et continuent souvent les premiers jours de tes règles.

Et ils peuvent inclure quelques-uns (ou tous) les symptômes suivants :

O   Un ventre gonflé et de la rétention d'eau.

O   Tendance aux pleurs.

O   De la brusquerie, de la colère, un mauvais caractère, de l'impatience.

O   Des crampes.

O   Des douleurs lombaires.

O   Vertiges, nausées, évanouissement.

O   Migraine ou maux de tête.

O   Des oublis, un esprit brumeux ou de la difficulté à prendre des décisions.

O   Des boutons, une peau et des cheveux gras.

O   Les seins sensibles, grumeleux, plus grands.

On dit que notre monde moderne, avec ses emplois du temps et son stress est une façon parfaite de créer des Symptômes Pré-Menstruels pour les femmes.

Pour certaines femmes, ces symptômes peuvent commencer une semaine avant leurs règles et continuer tout au long de leur saignement. Ce n'est pas un petite question si deux semaines de chaque mois sont remplis avec des souffrances physiques et émotionnelles.

As-tu remarqué des changements d'humeurs chez des femmes plus âgées ? Demande-leur comment elles s'en sortent avec les SPM ? Ce qui marche pour elles ?

LE DON DE TES SŒURS

As-tu de bonnes amies qui sont comme des sœurs ? Tu as peut-être déjà rencontré quelques sœurs spéciales qui marcheront à tes côtés dans la vie, honorant et célébrant ton voyage avec toi. Une chose est sûre, tu en rencontreras de plus en plus le long du chemin qui t'emmène de l'adolescence à l'âge adulte. Prends le temps de construire de solides amitiés, de vous amuser ensemble et de vous écouter les unes les autres. Soyez là les unes pour les autres dans les bons comme dans les mauvais moments.

Les filles et les femmes peuvent parfois être assez méchantes les unes envers les autres. Nous pouvons nous sentir menacées, être vaches et blessantes, spécialement à l'adolescence. Quand on se sent insécure. Mais il y a une autre façon d'être ensemble – qui nous rend toutes beaucoup plus puissantes : la sororité. En sororité, il n'y a pas de jalousie, parce que nous savons qu'il n'y a pas de compétition : nous sommes toutes spéciales, uniques : il y a de la place pour chacune de nous. Et toutes nos voix, nos histoires sont importantes et méritent d'être entendues. Ton apparence, que tu sois âgée ou jeune, ce que tu sais faire n'a aucune importance : tu es précieuse. Nous avons toutes des dons à partager, des leçons à apprendre et une expérience qui peut aider les autres.

Pour fermer le cercle de ce livre, tes sœurs plus âgées, les femmes qui ont de nombreuses années d'expérience de vie, veulent partager ce qu'elles auraient voulu savoir lorsqu'elles sont passées de l'âge de jeune fille à l'âge de femme :

« J'aurais voulu savoir que tout irait bien. »

« J'aurais voulu savoir que j'étais magnifique même quand je me sentais grosse, pas à la mode et boutonneuse en même temps. Les photos de moi de l'époque montrent une magnifique et fine jeune fille. »

« J'aurais voulu savoir que je n'avais pas à être forte tout le temps. Que c'était OK d'être triste, d'être tranquille, de ne pas avoir toutes les réponses et d'avoir des gens pour prendre soin de moi. »

« J'aurais voulu savoir que j'avais un monde entier d'amis bienveillants, là-dehors, à rencontrer alors que j'étais bloquée dans ma petite école ennuyeuse et étroite d'esprit – qu'il nous faudrait seulement quelques années pour nous rencontrer. »

« J'aurais voulu savoir que je n'étais vraiment pas seule. Que même si les filles peuvent être vaches et méchantes, il y a aussi un soutien merveilleux et que

parler des choses avec elles est le plus merveilleux don du monde. »

« J'aurais voulu savoir que trop de sucre me rend toutes les choses pire. Mes humeurs, mon poids et mes niveaux d'énergie basculent. »

« J'aurais voulu savoir qu'il n'y avait vraiment pas de quoi être embarrassée, que nous sommes toutes les mêmes – et un petit peu différentes aussi, en-dessous. »

« J'ai attendu longtemps que les autres m'acceptent. J'aurais voulu savoir plutôt que ce dont j'avais besoin était de m'accepter moi-même, et que l'acceptation des autres n'avait vraiment pas d'importance. »

« Le courage n'est pas de sauter à l'élastique ou de conduire vite, mais de dire ta vérité tranquillement, et de vivre ta vie de la façon dont tu en as envie. »

« Ne pas écouter ceux qui voulaient me décourager. C'était leur peur, leur colère, leur problème, pas le mien. »

« Faire confiance à mon intuition. »

« Prendre le temps de me reposer. »

« J'ai appris que les larmes ne sont pas un signe de faiblesse mais une émotion forte. Elles sont de l'eau sacrée. »

« Où que j'aille, quoi que je fasse, je serai toujours là – alors je dois aussi commencer par être ma meilleure amie ! »

DERNIERS MOTS

Nous arrivons à la fin de notre temps ensemble, tu auras eu beaucoup de réponses à tes questions. J'espère que tu te sentiras plus enthousiaste au sujet du temps des lunes et de ton corps changeant. Mais tu pourrais encore avoir des questions. Prends le temps de les partager avec une femme plus âgée en qui tu as confiance.

Merci pour ta compagnie sur ce chemin.

Je veux que tu saches que tu peux :

O   Être fière de toi comme fille et comme femme,

O   Savoir que tu es magnifique, géniale, incroyable, exactement comme tu es,

O   Apprendre à avoir confiance en ton corps qui détient un pouvoir et une sagesse immenses,

O   Être vraie avec toi-même,

O   T'engager à prendre soin de toi,

O   Savoir que tu es aimée. Complètement. Juste parce que tu es toi. Laisse briller ta lumière étincelante, fais ce que tu aimes, apprends à suivre la sagesse de ton corps.

C'est le chemin de la femme.
Ce sont nos secrets.

Sois bénie, lumineuse et magnifique fille.

Lucy Pearce, Cork, Irlande, Mai 2015

RESSOURCES

A mesure que tu grandis, tu pourrais vouloir trouver plus de livres qui te soutiennent dans ton chemin en Féminité et t'aident à comprendre la magie de ton corps. La plupart des livres ci-dessous seront intéressants pour des filles de 15 ans et plus.

Ressources en ligne

www.thehappywomb.com pour des cadrans lunaires, livres et articles sur la Féminité, certains traduits.

www.moontimes.co.uk pour des bracelets lunaires, cadrans, agendas et calendriers.

Sois consciente que nombre d'autres informations online sont des sites promotionnels d'entreprises de produits sanitaires et compléments. Leurs informations sont biaisées, puisqu'ils essayent de te vendre quelque chose.

Livres pour les filles, proposés par l'auteure

Menarche: A Journey into Womanhood
 – Rachael Hertogs, non traduit

A Blessing not a Curse: A mother daughter guide to the transition from child to woman
 – Jane Bennett, non traduit

Le fil rouge – DeAnna L'am

Moon Mother, Moon Daughter – Janet Lucy & Terri Allison, non traduit

Puberty Girl – Shushann Movsessian, non traduit

The Thundering Years: Rituals and Sacred Wisdom for Teens – Julie Tallard Johnson, non traduit

The Seven Sacred Rites of Menarche
 – Kristi Meisenbach Boylan, non traduit

First Moon – Maureen Theresa Smith, non traduit

Becoming Peers – DeAnna L'am, non traduit

Becoming a Woman: A Guide for Girls Approaching Menstruation – Jane Hardwicke Collings, non traduit

A Time To Celebrate: A Celebration of a Girl's First Menstrual Period – Joan Morais, non traduit

Livres pour les filles, proposés par la traductrice

Que se passe-t-il dans mon corps
– Dr. Elisabeth Raith Paula

Livres pour les femmes, proposés par l'auteure

Moon Time: harness the ever-changing energy of your menstrual cycle – Lucy H Pearce, non traduit

Lune Rouge : les forces du cycle féminin – Miranda Gray

La tente rouge ou la fille de Jacob – Anita Diamant

Thirteen Moons – Rachael Hertogs, non traduit

Herbal Healing for Women
– Rosemary Gladstar, non traduit

Neal's Yard Natural Remedies – Susan Curtis, non traduit

Quand la beauté fait mal – Naomi Wolf

Women's Bodies, Women's Wisdom
– Dr Christiane Northrup, non traduit

ABC pour une femme en bonne santé, La pilule nuit gravement à la santé – Jane Bennett and Alexandra Pope

Read my Lips: A Complete Guide to the Vagina and Vulva
– Debbie Herbenick & Vanessa Schick, non traduit

Circle of Stones – Judith Duerk, non traduit

73 Lessons Every Goddess Must Know
 – Goddess Leonie Dawson, non traduit

Femmes qui courent avec les loups – Clarissa Pinkola Estes

Les monologues du Vagin – Eve Ensler

She Walks in Beauty–A Woman's Journey Through Poems
 – selected by Caroline Kennedy, non traduit

Herstory
 – e-book gratuit de l'histoire des femmes disponible en
 français sur demande sur www.moonsong.com.au

Livres pour les femmes, proposés par la traductrice

Mamamelis, manuel de gynécologie naturopathique
 – Rinna Nissim

La Pilule contraceptive – Henri Joyeux

Femmes qui se réinventent – Monique Grande

AU SUJET DE L'AUTEURE

Lucy Pearce est une enseignante passionnée et une écrivain. Elle écrit sur l'art d'être Femme. L'art et la manière d'être une femme comme ta mère ne te l'a jamais enseigné ! Elle est maman de deux filles et d'un fils. Lucy habite une petite maison rose dans son village natal, dans le comté de Cork, en Irlande.

Avec son mari, elle dirige une maison d'édition, Womancraft Publishing. Des livres pour les femmes, écrits par des femmes, qui parlent d'évolution et de changement de paradigme.

Lucy et son mari sont des champions en nouvelles technologies et construisent de fortes collaborations avec des partenaires créatifs. Ils ont choisi des pratiques de travail humaines et le partage honnête des profits. Ils offrent des services de mentorat éditorial à travers leur compagnie Lucent Word.

Première contributrice éditoriale au magazine *Juno*, Lucy y écrit sa colonne populaire, Dreaming Aloud, depuis presque cinq ans.

Elle tient un blog : Dreaming Aloud.net. Elle y écrit au sujet de la créativité, la maternité, la méditation consciente et la philosophie de la vie.

Son site, The Happy Womb.com est un répertoire de ressources inspirantes pour les femmes.

Lucy est l'auteur de cinq livres :

Moon Time: harness the ever-changing energy of your menstrual cycle, a été noté comme livre qui change la vie par les femmes autour du globe. C'est le best-seller dans son domaine, (non traduit).

Sa version pour les jeunes filles *Rejoindre la Lune* est un guide profond et attendrissant sur le cycle menstruel pour les filles âgées de 9 à 14 ans. Il a été encensé par les parents et leurs filles de par le monde. Il a été traduit en plusieurs langues.

The Rainbow Way: Cultivating Creativity in the Midst of Motherhood, a été numéro 1 des ventes sur Amazon, dans sa catégorie aux US et UK. Mettant en vedette les voix de 50 mères créatives dont : Jennifer Louden, Julie Daley, Pam England and Leonie Dawson. On dit de lui qu'il a sauvé des vies et relancé de nombreuses carrières créatives, (non traduit).

Moods of Motherhood: the inner journey of mothering, donne la parole aux émotions nébuleuses que la maternité évoque et qui sont souvent tues. Il a été reçu avec une profonde gratitude pour son honnête exploration de l'expérience maternelle, (non traduit).

Burning Woman est un voyage de femme à couper le souffle. Une controverse à travers l'histoire, dans une quête pour retrouver et libérer sa puissance − culturelle et personnelle.

Son travail a été acclamé par ses propres héroïnes, de même que par les femmes à travers le monde. Ses messages en tant qu'invitée ont été présentés dans : Rhythm of the Home, Tiny Buddha, Wild Sister, The Big Lunch and TreeSisters.

Lucy est aussi reconnue pour son art visuel vibrant, en particulier les archétypes féminins oubliés. Son travail a été reproduit pour des magazines, des couvertures de livres et des portraits de famille.

AU SUJET DE LA TRADUCTRICE

Zoé Genet Berthoud est maman de deux garçons. Elle habite en Suisse, au bord du Lac Léman.

Elle chante avec un cercle de 40 femmes de tous âges. Ce rendez-vous féminin hebdomadaire crée chaque fois une vague d'énergie et de sororité qui la porte tout au long de son temps des lunes.

Elle prend part à plusieurs cercles de femmes de sa région.

Elle est pédagogue et céramiste, et enseigne l'artisanat avec passion aux enfants. Papier, laine feutrée, argile. Les matériaux naturels sont ceux vers lesquels ses mains se tournent. Elle transmet ses savoirs pédagogiques et artistiques à ses collègues et aux futurs enseignants.

Pour Zoé, l'expression créative est un élément central du développement humain.

Son travail créatif personnel a toujours eu l'écriture comme fil rouge. La céramique en pause, elle a repris le crayon tout naturellement et a saisi l'occasion de traduire cet ouvrage qui l'a profondément attendrie.

Merci Lucy ! Que ton message continue son voyage en pays francophones !

A Nelia, ma nièce et à toutes mes sœurs, petites et grandes.

Mon cœur remercie Alexandra et Arlette, mes anges correcteurs, mes amies, qui font confiance à ma folie !
Zoé

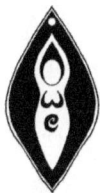

Womancraft
PUBLISHING

Life-changing, paradigm-shifting books
by women, for women

Rends-nous visite : www.womancraftpublishing.
com où vous pouvez vous inscrire à la mailing-list
et recevoir des extraits de nos futures publications
avant tout le monde.

Suis-nous sur Facebook : Womancraft Publishing
Suis-nous sur Twitter : @WomanCraftBooks
Suis-nous sur Instagram : @Womancraft_Publishing